El mesotelioma.

Evolución en la comarca de Cartagena.

Autores:

Carmen López Peña

Luis Herrera Para

ISBN: 978-84-606-9828-9

... *"Los casos de cáncer de pulmón relacionados con la exposición al amianto, denominado "Mesotelioma Pleural Maligno" (MPM), aumentarán en España hasta el medio millar al año, a partir de 2015; actualmente se registran en España entre 250 y 300 casos anuales de MPM, un tipo de cáncer de extrema mortalidad, que en un 85 por ciento se vincula a la exposición laboral al amianto y frente al que, hasta ahora, no existía ningún tratamiento farmacológico pese a que sólo un 5% de los afectados son susceptibles de ser intervenidos quirúrgicamente..."*

ABREVIATURAS UTILIZADAS:

AC-IX: Anhidrasa carbónica IX

CCK: Coctel de citoqueratinas.

CEA: Antígeno Carcino Embrionario.

GLUT-1: Glucose transporter 1.

MAP: Proteín cinasa activadas por mitógenos.

MM Ps: Metaloproteinasas de la matriz.

MM: Mesotelioma Maligno.

MMP: Mesotelioma Maligno Peritoneal.

PCR: Reacción en cadena de la polimerasa.

PET: Tomografía por exposición de positrones.

RMN: Resonancia Magnética Nuclear.

SMRP: Proteína sérica relacionada con la mesotelina.

SV-40: Simian Virus 40.

TAC: Tomografía axial computerizada.

Tbc: Tuberculosis.

TIMP: Inhibidores Tisulares de las Metaloproteinasas.

WT-1: Wilms tumor 1.

ÍNDICE

EL MESOTELIO

1. **Generalidades**
Las cavidades serosas están recubiertas por una capa celular que forma un epitelio plano monoestratificado (mesotelio) con tendencia a sufrir numerosos cambios reactivos, adquiriendo entonces apariencia cuboidal.

El Mesotelio está compuesto por una monocapa de células de morfología epitelial, apoyadas sobre una fina membrana basal, por encima de un tejido conectivo subseroso que contiene vasos sanguíneos, vasos linfáticos, células inflamatorias y células con morfología de fibroblastos (Wang, 1974; Ishihara y col., 1980).

Se constituye, pues, en una membrana que forma el recubrimiento de cavidades corporales tales como la cavidad torácica (pleura), cavidad abdominal (peritoneo), corazón (pericardio).

Existe también recubrimiento mesotelial en los órganos reproductivos internos, como ocurre en la túnica vaginal del testículo, y la serosa uterina.

La mayor parte de las cavidades del organismo están recubiertas por dos capas de tejido mesotelial, el mesotelio parietal y el visceral.

El mesotelio adquiere el nombre de mesotelio visceral cuando se encuentra cubriendo la superficie de los órganos, y el nombre de parietal cuando lo que recubre son cavidades.

2. **Origen embriológico**
El origen embriológico es el mesodermo embrionario que recubre el celoma del embrión, y a medida que avanza el desarrollo, queda limitado y se desarrolla en capas cubriendo y protegiendo distintos órganos, no obstante, a pesar de su origen mesodérmico, el mesotelio muestra características y comportamientos biológicos propios de las células epiteliales.

3. **Histofisiología**
La célula mesotelial es una célula de morfología "epitelial" plana, de origen mesenquimal, y por tanto, el mesotelio conforma un revestimiento que remeda un epitelio simple, plano. Estas células están dotadas de cortas vellosidades. Tienen un tamaño que oscila entre las 15–30 micrómetros, (1.5–2 veces el tamaño de un neutrófilo), pero en algunos casos pueden alcanzar un tamaño de hasta 50 micras.

Bichart, en 1827 (revisión por Whitaker y col., 1982), fue el primero en observar que las cavidades serosas estaban revestidas por una capa de células alargadas parecidas a las de los vasos linfáticos. Minot (1883) propuso el término "mesotelio", después de un detallado estudio de su origen embriológico que mostró esta capa *"como el revestimiento "epitelial" de las cavidades mesodérmicas en los mamíferos..."*

Las células mesoteliales son de origen mesodérmico, pero presentan características de células epiteliales y mesenquimales (Whitaker y col., 1992). Morfológicamente, las células mesoteliales, por lo general, son consideradas similares en las diferentes localizaciones serosas del cuerpo, así como en las diferentes especies de mamíferos.

Las células mesoteliales poseen muchas características de células epiteliales, como son la forma poligonal, la presencia de filamentos intermedios de citoqueratinas (citoqueratinas 6, 8, 18, y 19) (Czernobilski y col., 1985), y la habilidad de formar una membrana basal, pero también muestran características de células mesenquimales como la presencia de vimentina, desmina y, bajo estimulación, α–actina de músculo liso (Afify y col., 2002).

El análisis ultraestructural de las células mesoteliales demuestra complejos de unión intercelulares bien desarrollados, incluyendo las uniones estrechas (zonula occludens), uniones de adherencia, uniones gap y desmosomas (Pelin y col., 1994).

También expresan E, N y P–cadherinas, pero al contrario que en el epitelio, la N–cadherina es la predominante (Simsir y col., 1999).

Aunque la apariencia de las células mesoteliales es principalmente escamosa, pueden adoptar una morfología cuboidal en varias localizaciones del cuerpo como en los septos del mediastino pleural, en órganos como el hígado y el bazo, y en los cuerpos lechosos del omentum (Wang, 1998).

Ultraestucturalmente, estas dos morfologías poseen algunas diferencias. En particular las células cuboidales poseen abundantes mitocondrias y retículo endoplásmico rugoso, un aparato de Golgi bien desarrollado, microtúbulos y un gran número de micro filamentos, sugiriendo un estado metabólico más activo.

Funciones de las células mesoteliales

La principal función de este tejido, y por tanto de estas células es la producción de fluidos, y proteínas como los glucosaminoglicanos, que contribuyen a crear una superficie deslizante no adhesiva que favorece el movimiento de los órganos dentro de las cavidades, y los protegen contra infecciones o diseminaciones tumorales.

El conocimiento de las células mesoteliales ha ido cambiando en los diez últimos años; inicialmente se las consideraba sólo como un grupo de células por las que transcurrían fluidos y solutos desde un lado hacia otro, pero se ha descubierto que ejercen gran cantidad de funciones:

La capa mesotelial, aparte de actuar como una superficie epitelial antiadherente, posee otras muchas funciones importantes para el mantenimiento de la homeostasis serosa.

Entre estas funciones se encuentran el transporte de fluidos y partículas a través de las cavidades serosas, la regulación de la migración de leucocitos en respuesta a mediadores inflamatorios, la síntesis de citoquinas proinflamatorias, factores de crecimiento y moléculas de la matriz extracelular, el control de la coagulación y la fibrinólisis, y la presentación antigénica. Estas funciones normalmente se encuentran asociadas al estado fenotípico de la célula.

Las células con hábito epitelial plano se asocian al transporte a través de membrana, mientras que las células cuboidales poseen un espectro de funciones más amplio.

Las células mesoteliales secretan glucosaminoglicanos, para proporcionar una superficie antiadherente que protege a la superficie serosa de abrasiones, infecciones y, posiblemente, de las diseminaciones tumorales (Liang y Sasaki, 2000; Bellingan y col., 2002), además producen multitud de citoquinas y factores de crecimiento que pueden regular respuestas inflamatorias y estimular la reparación de tejidos. Estímulos como productos bacterianos, asbesto, o lesiones tisulares inducen la liberación de citoquinas proinflamatorias y quimioquinas como las interleuquinas (IL), IL–1, IL–8, la proteína–1 quimioatrayente de monocitos (MCP–1), e interferón γ (IFN– γ) entre otras (Mutsaers, 2002).

Las células mesoteliales secretan factores de crecimiento que promueven la proliferación, la diferenciación y la migración de células mesoteliales y submesoteliales cerca de la zona lesionada, como el factor de crecimiento de transformante–β (TGF– β), el factor de crecimiento derivado de plaquetas (PDGF), el FGF (Fibroblastic growth factor), el factor de crecimiento para hepatocitos (HGF), el factor de crecimiento para queratinocitos (KGF), y el factor de crecimiento epidérmico (EGF) (Mutsaers y col., 1997a; Jayne y col., 2000; Warn y col., 2001). También poseen la capacidad de sintetizar una gran variedad de macromoléculas de la matriz extracelular *in vitro*, así como colágeno de tipo I, III y IV, elastina, fibronectina y laminina, además de producir metaloproteinasas de la matriz (MMp) e inhibidores tisulares de metaloproteinasas (TIMP) (Marshall y col., 1993).

4.   Mecanismos de reparación/regeneración mesotelial

La reparación del tejido seroso implica la proliferación de células mesoteliales desde lugares distantes de la lesión, sugiriendo una activación que se difunde por el mesotelio en respuesta a mediadores, a células liberadas en el fluido seroso, o bien mediante la comunicación intercelular (Mutsaers y col., 1997b; Mutsaers y col., 2002).

La proliferación local de las células residentes que rodean una lesión es una de las fuentes para su reparación, aunque en la reparación de diferentes órganos en el organismo adulto, también intervienen células madre.

Aunque todavía no han sido identificadas células madre mesoteliales, existen algunas evidencias que indican que deben existir células mesoteliales progenitoras (Herrick y Mutsaers, 2004).

Hertzler, en 1919, fue el primero en observar como las lesiones en el peritoneo, ya fuesen grandes o pequeñas, tardaban el mismo tiempo en curarse. Concluyó que el mesotelio no se regeneraba sólo por la proliferación y migración centrípeta de las células al borde de la lesión como ocurría en el epitelio.

El proceso de regeneración comienza unas 24 horas después de la lesión, con la aparición de una población de células redondeadas en los bordes de la herida, predominantemente neutrófilos y macrófagos (Mutsaers y col., 2002).

Las células mesoteliales de los bordes de la herida comienzan a dividirse y la capa de morfología epitelial, temporalmente se transforma en células con morfología fibroblástica que migran a la zona abierta de la herida (Mutsaers y col., 2000).
Mutsaers y colaboradores (1997b) demostraron que los factores de proliferación y quimiotácticos como el HGF jugaban un papel importante estimulando este proceso regenerativo.

En condiciones normales el mesotelio posee una baja capacidad de renovación, sin embargo puede ser estimulado con una gran variedad de compuestos o mediante un daño físico, produciéndose numerosas divisiones celulares.

Independientemente del tamaño del área lesionada o del tipo de lesión, la reparación serosa es completa a los 7–8 días tras la lesión, cuando la herida está cubierta de células que poseen características de células mesoteliales (Mutsaers y col., 2002).

Basándose en esta evidencia, se han propuesto fuentes adicionales para la regeneración de las células mesoteliales, como la transformación a partir de macrófagos (Eskeland y Kjaerheim, 1966; Ryan y col., 1973), la exfoliación de superficies adyacentes a superficies serosas para la obtención de células mesoteliales proliferativas o maduras (Whitaker y Papadimitriou, 1985; Mutsaers y col., 2000), células progenitoras presentes en el líquido seroso que se implantarían en la herida como precursores mesoteliales (Ryan y col., 1973), precursores mesenquimales subserosos que se diferenciarían en células mesoteliales y migrarían a la superficie de la lesión (Raftery, 1973; Davila y Crouch, 1993), y células precursoras circulantes procedentes de la médula ósea (Wagner y col.,1982)

5.   Células de la capa subserosa

Una de las teorías sobre el origen de las células mesoteliales regenerativas propone que estas células provienen de células mesenquimales pluripotenciales de la capa subserosa que, mediante un estímulo adecuado, comienzan a diferenciarse a células mesoteliales cuando migran a un tejido lesionado (Davila y Crouch, 1993).

Se ha descrito la presencia de células con características de células epiteliales en la capa subserosa en biopsias de pacientes con diversas patologías (Bolen y col., 1986).

Estos resultados han sido explicados por la teoría de que existe una población celular subserosa multipotencial, con habilidad para diferenciarse en cualquiera de las dos direcciones, células mesenquimales o células mesoteliales.

Actualmente, a partir de los resultados obtenidos por diferentes grupos, trabajando por separado, se podría afirmar la existencia de células mesenquimales subserosas pluripotenciales que podrían diferenciarse a miofibroblastos, y posiblemente a células de músculo liso o a células mesoteliales; también existen nuevas evidencias que indicarían que las células mesoteliales pueden ser pluripotenciales y poseer la capacidad de diferenciarse a varios tipos celulares (Herrick y Mutsaers, 2004).

Sin embargo, otros estudios cuestionan el papel de las células subserosas en la regeneración mesotelial (Whitaker y Papadimitriou, 1985; Mutsaers y col., 2000).

6. Transición epitelio–mesénquima

Tradicionalmente, las células mesoteliales aisladas de tejidos o fluidos serosos normales poseen *in vitro* una morfología epitelial "en empedrado". Sin embargo, desde hace tiempo se sabe que estas células pueden cambiar a un fenotipo fibroblástico, tras la realización de varios subcultivos celulares, reduciendo la expresión de citoqueratinas e incrementando la expresión de vimentina (Mackay y col., 1990).

Varias situaciones patológicas, como la cirrosis, la endometriosis o la inflamación serosa, producen la liberación de un gran número de células mesoteliales que proceden de la serosa irritada. *In vitro*, estas células poseen ambas morfologías, fibroblástica y epitelial, y son estables durante los primeros subcultivos.

Se ha sugerido que estas dos morfologías de las células mesoteliales se deben a diferentes estados de diferenciación, y que en condiciones patológicas, los factores inflamatorios y otros mediadores dirigen las células hacia uno u otro fenotipo.

Whitaker y colaboradores (1992) sugirieron que células mesoteliales maduras podrían transformarse en células fibroblásticas *in vivo* e invadir el tejido conectivo subseroso. Esta hipótesis era inusual ya que a diferencia de las células mesenquimales del estroma, no es frecuente que las células con morfología epitelial se transformen en fibroblastos en el tejido maduro, excepto durante la regeneración de lesiones o en la progresión tumoral (Hay, 1995).

Dos estudios en pacientes sometidos a diálisis peritoneal ambulatoria apoyarían este concepto:

En el primero, Yang y colaboradores (Yang et al. 2003) demostraron que el TGF–β1 inducía a las células mesoteliales del omentum a transdiferenciarse en miofibroblastos *in vitro*; de esta manera los autores propusieron que las células maduras del mesotelio convertidas en miofibroblastos y los estados patológicos observados durante la diálisis peritoneal podrían ser debidos al reclutamiento de células fibrogénicas del mesotelio durante la inflamación serosa y la reparación.

En el segundo estudio, Yánez–Mo y colaboradores (Yánez–Mo et al., 2003) también demostraron que existían células mesoteliales humanas que experimentaban una transformación de fenotipo de célula epitelial a célula mesenquimal tras una lesión serosa; de hecho, las biopsias realizadas a pacientes en diálisis peritoneal mostraban la presencia de marcadores mesoteliales en células fibroblásticas que se encontraban en la capa subserosa, sugiriendo que estas células provenían de una conversión de las células mesoteliales locales, lo que cuestionaría la teoría de una capa subserosa multipotencial. Los autores describen esta transformación fenotípica como "transdiferenciación".

Todavía no se sabe si estas células mesoteliales permanecen como miofibroblastos, si continúan hasta diferenciarse en células del músculo liso o si revierten a células mesoteliales de la superficie.

De todas formas, tampoco se ha esclarecido del todo si las células mesoteliales que se transdiferencian son una población de células residentes en la capa mesotelial, si son una subpoblación originada en el fluido seroso, o son de origen sanguíneo procedentes del sistema circulatorio (Herrick y Mutsaers, 2004).

Resulta interesante la posibilidad planteada de que la transdiferenciación sea la causa, o en parte la responsable, de los cambios patológicos observados en la capa serosa después de un trauma generado por la diálisis peritoneal, las irradiaciones, o la cirugía.

7. Células fibroblásticas

Los fibroblastos son las células más abundantes en el tejido conectivo y forman el estroma de diversos tejidos. Hasta ahora se sabía que los fibroblastos de los tejidos son una población muy heterogénea de células que, dependiendo del sitio y características fenotípicas, desempeñan papeles muy diversos en procesos fisiológicos y patológicos.

Ultraestucturalmente, los fibroblastos son identificados en base a su morfología fusiforme, poseen un retículo endoplásmico y aparato de Golgi prominente, característicos de células con una gran actividad biosintética.

Los fibroblastos sintetizan componentes de la matriz extracelular como colágeno y mucopolisacáridos, además de Metaloproteinasas de la Matriz (MM Ps) y varios factores de crecimiento, por lo que desempeñan un papel importante en mecanismos fisiológicos y patológicos. El origen de los fibroblastos ha sido siempre motivo de controversia.

En principio proceden de *células primitivas mesenquimales pluripotenciales*, de manera que las células del estroma, potencialmente, se pueden transformar en fibroblastos, osteoblastos, adipocitos, condrocitos y células musculares.

16

Recientemente, se ha postulado (Darby y Hewitson, 2007) que estas células pueden originarse de *células epiteliales* que adquieren el fenotipo de fibroblastos por la transición epitelio–mesénquima como se mencionó anteriormente.

Precursores circulantes: son células con características de células mesenquimales que proceden de la médula ósea y se localizan en la circulación periférica.

Poblaciones de células residentes: Estudios de microscopia electrónica han demostrado que en varios órganos existen poblaciones de células fibroblásticas que proliferan rápidamente en respuesta a una lesión. La proliferación y migración local desde tejidos adyacentes, en particular de la región perivascular, es el mecanismo generalmente aceptado mediante el cual crece el número de fibroblastos en tejidos (Wiggins y col., 1993).

EL ASBESTO

Generalidades

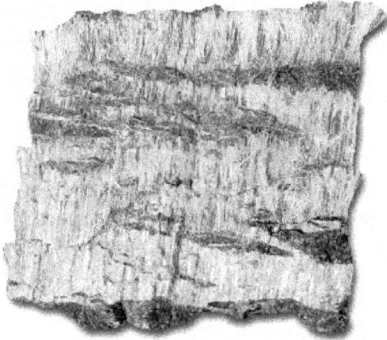

La palabra "ASBESTO" proviene del griego y quiere decir incombustible.

Es una fibra mineral que se encuentra en vetas o formaciones rocosas en la corteza terrestre de la misma manera que el oro, el carbón y el hierro.

El asbesto, es un grupo de minerales metamórficos fibrosos.

Es el nombre asignado a un grupo de seis materiales fibrosos diferentes (minerales fibrosos o variedades fibrosas de minerales que no lo son) que se encuentran en la naturaleza.

Están compuestos de silicatos de cadena doble

El asbesto o amianto está formado por un grupo de silicatos hidratados microcristalinos fibrosos y en cadena que están presentes de manera natural en el ambiente.

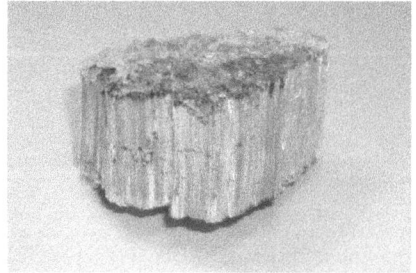

Según su composición química se presentan diferentes tipos de asbestos. Entre ellos destacan las serpentinas y los anfíboles. Se caracterizan porque las primeras presentan fibras curvadas mientras que las otras están constituidas por fibras rectas.

La siguiente tabla muestra las diferentes variedades de asbestos:

ASBESTO		
SERPENTINAS	**ANFÍBOLES**	
CRISOTILO	CROCIDOLITA (Azul)	ANTOFILITA
	TERMILITA	AMOSITA (Marrón)
	ACTINOLITA	

Tabla 1. Diferentes variedades de Asbestos

En la tabla siguiente (Tabla 2), se clasifican las diferentes variedades de asbesto con los nombres comúnmente usados.

Nombre común	Nombre del mineral	Variedad fibrosa
amianto marrón	grunerita	amosita
amianto blanco	crisotilo	
amianto azul	riebeckita	crocidolita
amianto–tremolita	tremolita	
amianto–actinolita	bisolita	actinolita
amianto gris	antofilita	

Tabla 2: Variedades de Asbesto con su nombre común

Historia del asbesto

Desde la antigüedad y por sus propiedades, el asbesto acaparó la atención de magos, alquimistas, inventores, reyes, emperadores y guerreros.

El uso de las fibras de asbesto data aproximadamente de dos mil años. Se tienen antecedentes del uso de las fibras del asbesto en Grecia, Egipto y China.

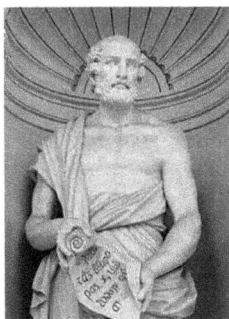

En Roma, se le dio el nombre de "AMIANTUS" que significa inmaculado, esto es debido a que cuando las telas manufacturadas con ésta fibra se sometían al fuego, las manchas superficiales desaparecían, quedando las telas extremadamente limpias.

Las primeras referencias al asbesto se encuentran en la mitología, al igual que en leyendas, de hecho los antiguos alquimistas referían la procedencia de las extraordinarias fibras del asbesto, de "los cabellos de míticas salamandras resistentes al fuego".

La mención más antigua del asbesto aparece en el texto griego "Sobre Rocas" escrito en el año 300 a.C. por Teofrasto, uno de los discípulos de Aristóteles, y posterior director del Liceo que la describe como *"una sustancia que arde como la madera, cuando se mezcla con aceite, pero que no se consume".*

Se sabe que el asbesto se extraía en algunas minas de Creta, de donde se transportaba para su uso a Grecia, Roma y Egipto.

Plinio describió sus propiedades mencionando algunos usos de las telas de asbesto, haciendo referencia a su uso en la cremación de cadáveres, con la finalidad de que las cenizas de los muertos no se mezclaran con las del resto de materiales empleados en los entierros ceremoniales.

Plutarco (65 a.C.) Describió las mechas de las lámparas de las vestales elaboradas con asbesto, un material "inextinguible".

Dioscórides, en el siglo I d.C., cirujano griego del ejército de Nerón, dedicó a las piedras como agentes terapéuticos gran parte del libro V de su *De Materia Médica*, denominando al amianto como *Salamandra lapis* (piedra de Salamandra) debido a la vieja leyenda de que las salamandras resistían el fuego. Menciona los primeros pañuelos de uso repetido que eran utilizados por los espectadores del teatro, blanqueándolos y limpiándolos con fuego para su reutilización.

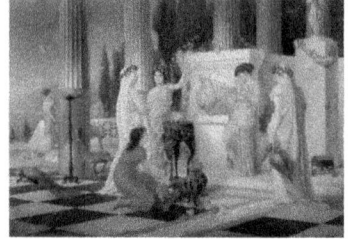

Se pueden leer textos en los que se menciona que Carlo Magno poseía un mantel de fibras de asbesto con el que impresionaba con actos de fuego a sus huéspedes o comensales, el mismo que limpiaba y blanqueaba introduciéndolo simplemente en la hoguera, después de los banquetes, para despertar la admiración de sus huéspedes.

Marco Polo en sus relatos de viajes, menciona el uso de paños incombustibles en Siberia, al norte del Imperio de Gengis Khan, y según él, los habitantes *"tejían una ropa indestructible con un mineral extraído de la tierra"*, vuelve a clasificar en el siglo XIII al amianto, cuando visitó minas de asbesto en China, describiendo el proceso de extracción del mineral desde un tipo de roca y descartando así definitivamente los mitos como la "teoría de la salamandra".

Según el protoevangelio de Giacomo, uno de los evangelios apócrifos, la Virgen María corrió el riesgo de contraer asbestosis, pero sin embargo entre las seis fibras para tejer en el templo, le tocaron en suerte la púrpura gémina y la escarlata, pero no las del amianto.

En la *Ciudad de Dios*, de San Agustín, se hace referencia al amianto como piedra o candil inextinguible. Tema que tocó el fraile sabio Benito Jerónimo Feijoo en su *Teatro Crítico Universal*, tomo cuarto del año 1730, discurso tercero, donde pone en duda la existencia de las lámparas perpetuas halladas en los sepulcros de Palante, rey de Arcadia, en el 800 y la de Máximo Olybio, antiguo ciudadano de Padua, por el año 1500 y la del sepulcro de Tulia, hija de Cicerón, descubierto en la vía Apia, lámparas hechas posiblemente con lino incombustible de amianto. El propio fraile en sus *Cartas eruditas y curiosas, tomo* II, carta XII, disertó sobre la incombustibilidad del amianto.

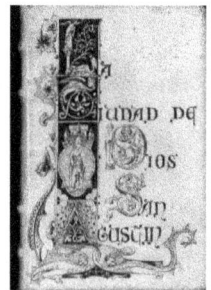

En el siglo XVI. Georgius Agrícola, en el *Tratado de Mineralogía,* incluye en su libro con todo detalle la descripción de los tipos de amianto y sus yacimientos.

No obstante, a pesar de sus cualidades y propiedades, el asbesto no se utilizó mucho en la antigüedad salvo en pequeñas cantidades, sin embargo sus usos han sido múltiples y variados y se han descrito incluso proyectos como el llamado "libro eterno" que sería eventualmente elaborado con papel de asbesto y escrito con letras de oro.

Uso Industrial

El uso industrial del asbesto comenzó en escala moderada, tras el descubrimiento de unos depósitos sustanciales de asbesto en las montañas Urales en el occidente de Rusia, alrededor de 1720. El descubrimiento llevó a la fundación de la primera fábrica de productos de asbesto, incluyendo textiles, calcetines, guantes y carteras de mano.

Posteriormente se realizaron nuevos descubrimientos de los diferentes tipos de asbesto en distintos continentes y con ello se extendió su aplicación en múltiples usos:

- El asbesto crisotilo fue descubierto en Quebec, Canadá en 1860 y su extracción comenzó en 1878, cuando se produjeron 50 toneladas en el primer año de operaciones.
- El asbesto crocidolita fue encontrado en Sudáfrica en 1815, y la explotación industrial de fibras comenzó alrededor de 1910.
- El asbesto amosita fue descubierto en el Transvaal central en 1907 y las operaciones de minería y explotación comenzaron en 1916.

Las propiedades físicas de dureza, resistencia e incombustibilidad del asbesto, a lo largo de la historia, han estimulado constantemente la imaginación, la creatividad y el ingenio del hombre quien ha buscado darle diferentes aplicaciones prácticas para su beneficio.

La institución de estas operaciones, junto a la revolución industrial, definió el amplio uso del asbesto y la crisis de salud pública que resultaría de ello.

- 1834, el Reino Unido patentó el uso del asbesto en medidas de seguridad.
- 1853, se registró la patente británica para adicionar asbesto a los lubricantes.
- 1868 se patentaron los primeros filtros de asbesto.
- 1885 se produjeron membranas de asbesto para procesos de filtración más sofisticados, finos y de mayor calidad.

A finales del siglo XIX, fue necesario el asbesto para aislar partes de la máquina de vapor que apareció con la Revolución Industrial. Desde entonces, la demanda y producción fue en ascenso y por consiguiente, su obtención, distribución y uso se extendieron.

Durante la Segunda Guerra Mundial, la Marina Norteamericana lo utilizó para proteger y reforzar las cubiertas de sus barcos y portaaviones; en algunas partes de los vehículos (jeeps) del ejército, en las cuerdas y telas de los paracaídas y en las conchas y las estructuras de las bazucas y torpedos.

También se le utilizó en los procesos de filtrado electrolítico para la obtención de oxígeno a partir de las moléculas de agua dentro de los submarinos norteamericanos.

En fechas últimas, uno de sus usos más frecuentes fue como aislante térmico y para resistir la fricción como recubrimiento de los cohetes y naves aeroespaciales lanzados al espacio durante el siglo XX.

Posterior a la guerra, su uso se amplió considerablemente.

- o En la arquitectura: Por su propiedad a la resistencia al fuego, que lo ha hecho útil para uso en plafones, pisos y recubrimientos en la construcción. También se ha utilizado en valijas de correo, portafolios, cajas fuertes, equipos de esterilización de instrumental quirúrgico en hospitales militares de campaña, en contenedores de resistencias y aislantes eléctricos, en filtros especiales para jugos de frutas, en sistemas de filtración en los procesos de manufactura del cloro, de desinfectantes, y antisépticos.
- o En la manufactura de discos de frenos y balatas automotrices, recubrimientos térmicos, acústicos y rodamientos industriales y en la elaboración de aditivos. Algunos de estos usos aún permanecen vigentes.
- o Además, actualmente se han ampliado los usos del crisotilo, como son: el aislamiento térmico y acústico; para evitar la corrosión, aumentar la consistencia, la resistencia y la durabilidad.

Las aplicaciones más comunes en la actualidad son los productos de fibro–cemento, como tuberías, láminas, tejas, losetas y otros; los textiles especializados, los productos para fricción, para frenos de automóviles, platos para embragues y como refuerzo para impermeabilizantes.

Asbesto y Salud Pública

En 1960, se obtiene la primera evidencia convincente de una relación entre el Mesotelioma y la exposición a las fibras de Asbesto.

A partir de aquí, y tras arduas batallas médico–legales se han ido desarrollando normativas y leyes relativas a la limitación, uso y finalmente prohibición de la utilización de las fibras de asbesto, así como de la relación causal entre la exposición al asbesto,

22

tanto en el ámbito de la minería, como industrial, de manufactura y doméstico–ambiental y la asbestosis y el mesotelioma.

En 1991 el Banco Mundial estipuló, como política, la intención de no financiar la manufactura o el uso de productos que contengan asbesto.

El asbesto/amianto (en sus cinco formas) está prohibido por el Convenio de Rotterdam , firmado por más de cien países, y ratificado en el Convenio de Estocolmo sobre contaminantes orgánicos persistentes el 21 de Mayo 2001. (*Fuente Código de Derecho Internacional Ambiental*) no sin cierta polémica con los países que todavía exportan asbesto.

Muchos observadores expresaron su preocupación de que esta decisión pueda sentar un precedente para futuras discusiones sobre productos químicos económicamente importantes, temiendo que los intereses económicos y comerciales puedan superar las preocupaciones ambientales y sanitarias.

El amianto ha sido prohibido en los siguientes países: Alemania, Arabia Saudí, Argentina, Austria, Bélgica, Chile, Dinamarca, Emiratos Árabes, Eslovenia, España, Finlandia, Francia, Gran Bretaña, Grecia, Holanda, Islandia, Italia, Luxemburgo, Noruega, Nueva Zelanda, Polonia, Portugal, República Checa, Suecia y Suiza, y ha sido restringido severamente en Australia y Brasil.

Estados Unidos

Debido a la peligrosidad del material, en Estados Unidos la manipulación del asbesto corre habitualmente a cargo de miembros de las clases más desfavorecidas socialmente.

La EPA establece que la eliminación de cualquier residuo de asbesto debe hacerse mediante métodos muy cuidadosos, procedimiento que en algunos casos no se practica.

La incidencia judicial de las demandas de responsabilidad en Estados Unidos llevó a la quiebra de las principales empresas productoras. El coste global de la cobertura de las víctimas de estas afecciones es tan elevado que desequilibra peligrosamente los regímenes de indemnización de enfermedades profesionales.

Casi cincuenta mil personas por año presentan una denuncia a causa de enfermedades provocadas por el amianto. Las empresas aseguradoras estadounidenses gastaron 21.600 millones de dólares en estas enfermedades hasta el año 2000. Además, las empresas acusadas y legalmente consideradas responsables, debieron desembolsar 32 mil millones de dólares. Las solicitudes de indemnización podrían alcanzar los 260 mil millones de dólares en EE.UU.

El asbesto volvió a ser tema de polémica tras los atentados del World Trade Center en el estado de Nueva york el 11 de Septiembre de 2001 en los que, tras el derrumbe de los edificios, se liberaron varios kilogramos de este material pulverizado a la atmósfera.

Europa

En el continente europeo también existen regulaciones respecto al uso y explotación del asbesto; los Gobiernos francés y alemán destinan, cada uno, más de mil millones de euros por año a la indemnización de enfermedades derivadas del amianto.

La propia Comisión Europea habla de una Epidemia de 500.000 muertes en los próximos años, una cantidad 10 veces superior a la de accidentes de trabajo.

Se estima que el mesotelioma provocará más de 200.000 muertes durante la próxima década en el Reino Unido.

Debido a la gran repercusión social y económica, el 4 de mayo de 1999, la Comisión Técnica de la Unión Europea aprobó la Prohibición de uso de cualquier tipo de amianto a partir del primero de Enero de 2005 para aquellos países en los que todavía no estaba prohibido y en el año 2006 la UE inició una campaña contra el amianto bajo el expresivo lema: « ¡El amianto es mortal!».

En virtud de una directiva de la UE, todos los Estados Miembros han debido prohibir la comercialización y el uso de cualquier tipo de asbesto.

España

En España el asbesto, en sus distintas formas comienza a utilizarse sin ningún control a partir de los años cuarenta, con el nivel de uso más alto en la década de los setenta tras el despegue industrial, continuando su uso en actividades muy concretas hasta el año 2001, en que se prohíbe totalmente su utilización.

La regulación en España relacionada con el amianto se inició ya en 1940 y desde 1947 era obligatorio para las empresas realizar controles de los niveles de exposición de los trabajadores al amianto. La normativa básica es el *Reglamento sobre trabajos con riesgo de amianto*, aprobada por una orden ministerial en 1984, que se complementa posteriormente con normas complementarias y algunas modificaciones.

No obstante la mayoría de edificios construidos en España entre 1965 y 1984 contienen amianto, bien en sus elementos de construcción o bien en sus instalaciones.

De acuerdo con el **R.D. 363/1995**, relativo a notificación de sustancias nuevas y clasificación, envasado y etiquetado de sustancias peligrosas, el amianto está incluido en la lista armonizada contenida en el anexo I y clasificado como tóxico y cancerígeno de categoría 1 y tiene asignadas las frases R y S siguientes:

- R 45.– Puede causar cáncer
- R 48 / 23.– Riesgo de efectos graves para la salud en caso de exposición prolongada. Tóxico por inhalación.

En Diciembre de 2001 España se adelantaba mediante la Orden Ministerial de 7 de diciembre de 2001 al plazo máximo previsto hasta el 2005 por la UE, para prohibir la comercialización y utilización de crisotilo (amianto blanco) que era el único tipo que todavía seguía siendo utilizado en España, puesto que otras variedades como el «amianto azul» y el «amianto marrón», fueron prohibidas en España en 1984 y 1993 respectivamente.

Pese a las distintas prohibiciones y regulaciones, numerosas empresas continuaron en España utilizando amianto en materiales de protección personal como guantes o delantales termo–resistentes, entre otros, que facilitaban a sus trabajadores.

Los casos de mesotelioma relacionado con la exposición al amianto, denominado Mesotelioma Pleuro–Peritoneal Maligno, aumentarán en España hasta el medio millar al año, a partir de 2015.

Actualmente, debido al tiempo tan prolongado que tarda este tipo de cáncer en manifestarse, los fallecimientos ocurridos se han producido en personas que trabajaron con este material hace décadas en industrias de fundición, navales, minas de extracción, etc., sobre todo en algunas zonas industriales como Ferrol (Galicia), Oviedo (Asturias) , ciertas zonas del País Vasco, y Cartagena (Murcia).

En estas zonas el incremento de este tipo de tumores se ha disparado en los últimos años, siendo superior a la media estatal, aumentando cada año el número de casos en los que se reconoce la participación del asbesto, bajo cualquiera de sus formas, en el desarrollo del cáncer.

FUENTES DE EXPOSICIÓN:

Las principales fuentes de exposición a este material son (Marinaccio A, 2006):

– Laboral: Generalmente las fibras de asbesto pueden liberarse al aire al perturbar los materiales que contienen asbesto. Los individuos que usan productos de asbesto, trabajan en la minería de asbesto o que trabajan en las industrias de construcción, naviera y automovilística.
Especialmente en los procesos de reparación y demolición, pueden estar expuestas a Altos niveles de asbesto en el aire.

– Doméstica: La inhalación del aire contaminado por asbesto afecta a individuos no expuestos laboralmente a este material. En la exposición doméstica el asbesto llega al hogar por vía indirecta y se da en los familiares de esos trabajadores, cuando entran en contacto con las fibras que quedan en la ropa de trabajo.

– Ambiental: Afecta principalmente a las personas que residen cerca de un punto de emisión de asbesto e inhalan el polvo de asbesto disperso en el aire. Las fibras de asbesto pueden pasar al aire o al agua no sólo debido a causa de los productos de asbesto manufacturados sino también por la degradación de depósitos naturales. El agua potable puede contener asbesto procedente de fuentes naturales o de tuberías de fibrocemento que contienen asbesto. Las fibras y las partículas de asbesto de diámetro pequeño pueden permanecer suspendidas en el aire durante largo tiempo y ser transportadas largas distancias por el viento y el agua antes de depositarse. Las fibras de asbesto no pueden movilizarse a través del suelo permaneciendo inalteradas durante largo tiempo dado que no son degradadas a otros compuestos.

Exposición Natural

Todos estamos expuestos a muy pequeñas cantidades de asbesto, generalmente de «crisotilo», en el aire que respiramos. Por regla general, la cantidad que se registra en interiores que no son centros de trabajo son parecidas a las del aire ambiente.

Se ha determinado que las cantidades que se encuentran en el aire en las zonas residenciales cercanas a los centros industriales son más o menos las mismas que en las zonas urbanas, y a veces ligeramente superiores.

La incidencia de la exposición natural al asbesto en el desarrollo de posteriores enfermedades se considera inapreciable, excepto en el caso de poblaciones cercanas a lugares de extracción de asbesto donde se ha constatado una mayor incidencia de enfermedades relacionadas a ese asbesto.

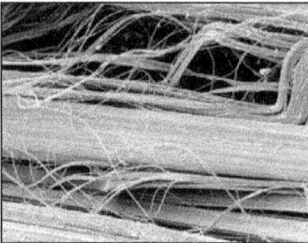

Los minerales de asbesto tienen fibras largas y resistentes que se pueden separar y son suficientemente flexibles como para ser entrelazadas y también resisten altas temperaturas.

MECANISMO DE ACCIÓN:

El asbesto está compuesto por haces de fibras que pueden separarse con facilidad en fibrillas de tamaño microscópico. Los productos que contienen asbesto no presentan riesgos para la salud si las fibras permanecen fuertemente unidas, pero pueden ser perjudiciales si los materiales se rompen o se desgastan y las fibras se inhalan cuando son liberadas al entorno.

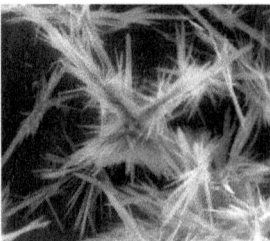

Las fibras de asbesto de menor tamaño (3 micras) llegan al organismo principalmente por vía respiratoria alcanzando las vías aéreas inferiores. En la capacidad de penetración de las fibras en las vías respiratorias influye la longitud y configuración de las mismas (Foá V, 1999).

Las células más afectadas son los macrófagos, las células mesoteliales, los neumocitos y los fibroblastos.

Las fibras cortas son capturadas por los macrófagos y son transportadas a los ganglios linfáticos, bazo u otros tejidos, mientras que las fibras largas (superiores a 5 micras), situadas en las vías aéreas terminales, son fagocitadas por los macrófagos recubriéndose de un compuesto ferroprotéico (cuerpos de asbesto), en un proceso que dura de pocos meses a años.

La fibra de asbesto tiene dos acciones: aumento de la permeabilidad de la membrana celular y la acción sobre la membrana de los lisosomas secundarios (sobre todo en macrófagos), lo que da lugar a la liberación de enzimas que lesionan el parénquima pulmonar.

La respuesta de los macrófagos, pero también las de las células endoteliales o los polimorfonucleares, se considera el principal desencadenante de la fibrogénesis (Miserocchi, 2008).

La liberación de interleucinas y otros mediadores como los agentes oxidantes, por parte de las células mesoteliales, sería la responsable de la fibrosis pleural.

Los mecanismos de carcinogénesis son desconocidos, pero existen experiencias con animales que parecen implicar a las fibras más finas y largas, que provocarían un bloqueo de la citocinesis, provocando cambios en el genoma que llevarían a una transformación neoplásica y posterior progresión de las células tumorales.

También se ha descrito la generación de daño en el ADN por la acción de radicales hidroxilo con la mediación del hierro de la superficie de las fibras de asbesto y del calcio intracelular. La acción de los oxidantes afectaría tanto al parénquima pulmonar como a las células mesoteliales pleurales (Jaurand, 2005).

Las fibras de asbesto se pueden eliminar a través de las heces o la orina. La eliminación de fibras (retenidas en el manto mucoso de las vías respiratorias o en las células no ciliadas que las han captado en vías áreas) es rápida, de minutos a unas doce horas y su efectividad alcanza el 98%.

MANIFESTACIONES TÓXICAS PRODUCIDAS POR ASBESTO

Una exposición corta a altos niveles de asbesto o respirar aire con bajos niveles de fibra de asbesto durante largo tiempo (exposición prolongada), pueden producir lesiones que aparecen como cicatrices en el pulmón y en la pleura.

El riesgo de que se presente una enfermedad asociada al asbesto está relacionado con:

- La concentración de las fibras presentes en el aire.
- La duración y la frecuencia de exposición.
- El tamaño de las fibras inhaladas.
- El tiempo transcurrido desde la exposición inicial

El aumento del riesgo para la salud no está relacionado con la cantidad de asbesto que contiene un producto. En general, las serpentinas presentan menor toxicidad que los anfíboles.

Asimismo, respecto a los anfíboles, la amosita (asbesto marrón) presenta menor toxicidad que la crocidolita (asbesto azul) (Becklake, 2007).

Los principales efectos sobre la salud derivados de la exposición al asbesto son: la asbestosis (fibrosis pulmonar), el cáncer de pulmón, el mesotelioma maligno (pleural o peritoneal) y las placas pleurales (Roggli, 2008).

— **Asbestosis:** Es una fibrosis intersticial pulmonar difusa capaz de producir la muerte en individuos expuestos a altos niveles de asbesto durante largos período de tiempo. Su evolución es lenta pudiendo pasar un tiempo de 20 años o más entre la exposición a las fibras de asbesto y el comienzo de la enfermedad. Las fibras inhaladas causan irritación de los tejidos pulmonares, que hacen que se produzcan cicatrices que ocasionan insuficiencia respiratoria.
Se ha demostrado que los casos de asbestosis son más frecuentes en las zonas costeras y con un nivel medio–alto de desarrollo industrial (industrias navales, textiles, fibrocemento, automoción, etc.).

— **Mesotelioma maligno:** Es un tumor maligno del mesotelio, que puede afectar a la pleura y al peritoneo en el 80% y 20% de los casos respectivamente. Suele tener un tiempo de latencia de entre 20 y 40 años.

El mesotelioma aparece con independencia del hábito tabáquico (Sinninghe–Damsté 2007).

28

– Cáncer de pulmón: Parece existir una relación dosis–respuesta entre el riesgo de contraer cáncer de pulmón y el nivel de exposición al asbesto; exposiciones muy bajas parecen no incrementar el riesgo.

Los niveles de asbesto en el aire que conducen a enfermedad del pulmón dependen de varios factores: Duración de la exposición, tiempo transcurrido desde el comienzo de la exposición, si es fumador. Presenta un período de latencia largo y se manifiesta entre 15 y 40 años después de la exposición.

El riesgo de cáncer de pulmón se incrementa notablemente si la exposición al asbesto se combina con el hábito tabáquico (Albin, 1999).

– Placas pleurales: Son focos bien definidos, grisáceos, de tejido fibroso acelular. Su superficie puede ser lisa o aparecer nodulaciones finas o groseras, de diferentes formas. Se localizan en la pleura parietal que recubre las costillas y en las cúpulas diafragmáticas.

– Otros Tumores: Existen evidencias de que el asbesto puede ser un agente etiológico de distintos tipos de cáncer (estómago, intestino, riñón, ovarios, etc.)

Evaluación y Diagnóstico:

Al ser el asbesto una fibra, esto determina que su localización y aspecto radiológico es distinto a la observada en otras enfermedades como la silicosis y la neumoconiosis del trabajador del carbón. En la asbestosis, el predominio es basal y periférico, y a menudo forma una imagen "en puercoespín" alrededor de la silueta cardíaca. La imagen radiológica no se acompaña de adenopatías mediastínicas ni hiliares, tampoco se asocia a calcificaciones parenquimatosas, pero sí se relaciona bastante a menudo a la presencia de acropaquía.

Las fibras del asbesto que consiguen penetrar hasta las vías respiratorias inferiores, pueden formar cuerpos ferruginosos, que son fibras recubiertas de ferroproteína. Los cuerpos ferruginosos, al contrario que las fibras de asbesto, son visibles con facilidad mediante microscopio óptico, y constituyen un marcador inestimable de exposición al asbesto.

De hecho, el hallazgo en el tejido pulmonar de más de un cuerpo ferruginoso por campo en un paciente con fibrosis pulmonar se considera suficiente para el diagnóstico de asbestosis.

Del mismo modo, el hallazgo de cuerpos ferruginosos en el esputo, en el broncoaspirado o en el lavado broncoalveolar confirma la existencia de un antecedente laboral significativo, aunque este hallazgo debe tenerse en cuenta sólo como un marcador de exposición, no de enfermedad.

Los bajos niveles de asbesto pueden medirse en la orina, las heces, líquidos mucosos o en lavados bronco–pulmonares de los individuos. Los niveles mayores al promedio

29

tolerado de fibras de asbesto en tejidos, pueden confirmar la exposición, pero no pueden predecir si afectará a la salud.

El Higiene Standards Comité on Asbestos de la British Occupational Higiene Society (BOHS) llegó a la conclusión de que no hay exposición totalmente desprovista de riesgos, aún cuando se respete el límite tolerable; el riesgo de asbestosis nunca es totalmente eliminado. Prueba de ello es que algunas personas se afectan aún cuando la contaminación de la atmósfera está por debajo del nivel tolerable. (Lauwerys, 1994).

La expresión fibras–año/cm3 representa el producto de la concentración media en asbesto
en la atmósfera de trabajo (solo cuando se cuentan con las fibras de más de 5 µm. de longitud, de diámetro inferior a 3 µm. y cuya relación longitud–grosor sea superior a 3) y el número de años de exposición a esta concentración (Lauwerys, 1994).
Según la BOHS (British Occupational Higiene Society (1983)). Para una vida profesional de 50 años, la concentración tolerable de crisotilo debería ser inferior a 2 fibras/cm3. Para exposiciones más cortas que la exposición acumulada no sobrepase las 100 fibras año/ cm3. La misma norma se ha propuesto para la amosita.

En 1983, la Comisión de la Comunidad Económica Europea publicó la siguiente limitación:

– Para las formas de asbesto que no sean la crocidolita: 1 fibra/cm^3
– Para la crocidolita: 0,5 fibras/cm3 (en Bélgica la norma es de 0,15 fibras/cm^3)

La ACGIH (1990) propuso las normas siguientes:

– Amosita: 0,5 fibras/cm3
– Crisotilo: 2 fibras/cm3
– Crocidolita: 0,2 fibras/cm3
– Otras formas de asbesto: 2 fibras/cm3 (Lauwerys, 1994).

El diagnóstico clínico se basa en una anamnesis laboral detallada que incluye datos de la historia laboral, un examen físico y pruebas de diagnóstico.

La contaminación pleural con el amianto y otras fibras minerales se ha demostrado que causa cáncer. Las fibras de asbesto largas finas (asbesto azul, las fibras de anfíboles) son más potentes agentes cancerígenos que "las fibras de plumas" (fibras de amianto crisotilo o blanco).

Sin embargo, ahora hay pruebas de que las partículas más pequeñas pueden ser más peligrosas que las fibras de mayor tamaño.

Se mantienen suspendidas en el aire donde pueden ser inhaladas, y puede penetrar más fácilmente y más profundamente en los pulmones. "… Por desgracia, probablemente vamos a saber mucho más sobre los aspectos sanitarios del asbesto tras el ataque terrorista al Centro Mundial de Comercio…" ha dicho el Dr. Alan Fein, jefe de medicina pulmonar y cuidados intensivos, en Shore–Long Island. El Dr. Fein ha tratado a varios pacientes con "síndrome del World Trade Center" o de enfermedades respiratorias por la exposición breve de sólo uno o dos días cerca de los edificios derrumbados.

Asbesto y Mesotelioma

El desarrollo de mesotelioma en ratas se ha demostrado después de la inoculación intra–pleural de fibras de crisotilo fosforiladas.

Se ha sugerido que en los seres humanos, el transporte de las fibras a la pleura es fundamental para la patogénesis del mesotelioma.

Esto está apoyado por el reclutamiento de un número significativo de macrófagos y otras células del sistema inmune en las lesiones localizadas de fibras de asbesto acumulado en las cavidades pleural y peritoneal de ratas.

Estas lesiones siguen atrayendo y acumulando macrófagos a medida que la enfermedad avanza, y los cambios celulares dentro de la lesión culminan en un tumor maligno morfológicamente.

Las pruebas realizadas indican que el amianto actúa como un carcinógeno completo y que el desarrollo de mesotelioma se produce en etapas secuenciales desde la iniciación y promoción.

Los mecanismos moleculares que subyacen a la transformación maligna de las células normales mesoteliales por acción de las fibras de amianto siguen sin estar claros a pesar de la demostración de su capacidad oncogénica. Sin embargo, la completa transformación in vitro de células humanas normales mesoteliales a un fenotipo maligno después de la exposición a las fibras de amianto aún no ha sido alcanzado.

En general, las fibras de asbesto se cree que actúan a través de interacciones directas físicas con las células del mesotelio, y a través de efectos indirectos tras la interacción con las células inflamatorias como los macrófagos.

El análisis de las interacciones entre las fibras de amianto y el ADN ha demostrado que las fibras fagocitadas son capaces de establecer contacto con los cromosomas y, a menudo, adherirse a las fibras de cromatina o enredarse en el cromosoma. Este contacto entre las fibras de amianto y los cromosomas o las proteínas estructurales del huso mitótico pueden inducir alteraciones complejas.

La anomalía más común es la monosomía del cromosoma 22. Otras anomalías frecuentes son reorganización estructural de los brazos cromosómicos 1p, 3p, 9p y 6q.

Las anomalías frecuentes de genes en líneas celulares del mesotelioma incluyen la eliminación de los genes supresores de tumores:

- Gen supresor de la neurofibromatosis tipo 2 en 22q12
- P16 [INK4A]
- P14 [ARF]

El asbesto también se ha demostrado que puede ser mediador para la entrada de un ADN extraño en las células diana. La incorporación de este ADN extraño puede dar lugar a mutaciones y oncogénesis por varios mecanismos posibles:

- La inactivación de genes supresores de tumores
- La activación de oncogenes
- La activación de proto–oncogenes debido a la incorporación de ADN extraño que contiene una región promotora
- La activación de las enzimas de reparación del ADN, que puede ser propenso a errores
- Activación de la telomerasa
- Prevención de la apoptosis

Las fibras de asbesto se ha demostrado que altera las propiedades de la función secretora de los macrófagos y, en última instancia, la creación de condiciones que favorecen el desarrollo de mesotelioma.

Después de la fagocitosis de las fibras de asbesto, los macrófagos generan una mayor cantidad de radicales hidroxilo, que son subproductos normales del metabolismo anaeróbico celular.

Sin embargo, estos radicales libres, también conocidos como agentes clastogénicos, activan la permeabilidad de membrana promoviendo la carcinogenicidad del amianto. Estos oxidantes pueden participar en el proceso oncogénico de forma directa e indirecta ya que interactúan con el ADN, modifican los eventos asociados a la membrana celular, incluida la activación de oncogenes y la perturbación de las defensas antioxidantes celulares.

El asbesto también puede poseer propiedades inmunosupresoras.

Por ejemplo, las fibras de crisotilo se ha demostrado que reducen la proliferación in vitro de linfocitos de sangre periférica estimulada por fitohemaglutinina, suprimen la lisis de las células asesinas naturales (Natural Killer) y reducen significativamente la viabilidad y la recuperación de las células asesinas activadas por linfocinas.

Además, las alteraciones genéticas en los macrófagos activados por el amianto pueden resultar en la liberación de potentes mitógenos de las células mesoteliales, como factor de crecimiento derivado de plaquetas (PDGF) y factor de crecimiento transformante–β (TGF–β), que a su vez, puede inducir la estimulación crónica y proliferación de células mesoteliales después de una lesión inducida por las fibras de asbesto.

EL MESOTELIOMA

Generalidades

El Mesotelioma es un tumor maligno derivado de la superficie mesotelial que recubre órganos y cavidades, y se caracteriza por ser una neoplasia maligna asentada en la pleura, de células mesoteliales, que muestra un patrón de crecimiento difuso en la superficie pleural (OMS 2004).

Es un cáncer poco frecuente, de células mesoteliales, se origina en la pleura parietal o visceral (estos son los sitios más frecuentes). También se puede originar en peritoneo o pericardio.

En nuestro medio se aprecia una mayor frecuencia de presentación dada la relación que existe entre el desarrollo de éste tumor y la exposición a partículas de asbesto (amianto).

Epidemiología

El pico máximo de incidencia del mesotelioma a nivel mundial no se espera que se alcance hasta los próximos 15–20 años. Mientras que en Estados Unidos el pico de máxima incidencia puede que ya se haya alcanzado, en Europa y Australia se espera que ocurra en aproximadamente 15 años (Bruce W.S, 2005).

No obstante, en los países orientales como Japón, en los que el uso del asbesto a nivel industrial se ha retrasado, el máximo pico de incidencia se espera que se alcance más tarde.

Por el contrario, en los países del tercer mundo el aumento se prevé de forma dramática. (Doll R. 1955).

Este tumor tiene una mayor incidencia entre las personas que han estado durante años expuestas al polvo de asbesto dando lugar a una enfermedad difusa intersticial y fibrosante del pulmón o asbestosis.

El compuesto del asbesto de más amplia utilización es el crisotilo o silicato de magnesio hidratado, que se utiliza para la elaboración de tejidos y cintas de amianto (más del 95% de la producción mundial), aceptándose que es responsable de hasta el 90% de los mesoteliomas pleurales y del 50% de los peritoneales.

En España, el mayor nivel de exposición al asbesto se alcanzó entre 1970 y 1973; en 1984 y 1993 se prohibieron una amplia gama de variedades del amianto perjudiciales para la salud y en diciembre de 2001 se prohibió la comercialización y utilización del crisotilo (amianto blanco).

Como el periodo de latencia entre la exposición al amianto y la aparición de mesotelioma oscila entre 20 y 40 años, el pico máximo del efecto del asbesto debería comenzar a observarse a partir del año 2000, alcanzado un pico de máxima incidencia entre 2010–2015.

El asbesto ocasiona enfermedad cuando es inhalado.

La ingestión o el contacto con la piel no son vías de ingreso demostradas como causa de enfermedad.

Las fibras de amianto son de tamaño microscópico, se desprenden con facilidad, no se disuelven con agua o se evaporan e incluso se desplazan por el aire, llegando al pulmón con cada inspiración que se haga en un ambiente contaminado.

Las fibras de asbesto pueden pasar al aire o al agua a causa de la degradación de depósitos naturales o de productos de asbesto manufacturados.

Las personas que trabajan en industrias que fabrican o usan productos de asbesto o que trabajan en la minería de asbesto, puede estar expuesta a altos niveles de este material.

Las personas que viven cerca de estas industrias también pueden estar expuestas a altos niveles de asbesto como contaminante en el aire.

Las fibras pueden liberarse al aire al manipular materiales que contienen asbesto durante el uso del producto, como ocurre en los casos de demoliciones, mantenimiento, reparación y renovación de edificios o viviendas. En general, la exposición sucede cuando el material que contiene asbesto es alterado de manera tal que libera partículas o fibras al aire.

El agua potable puede también contener pequeñas cantidades de asbesto, por ejemplo procedente de tuberías o depósitos de fibrocemento que cuentan con este material entre sus componentes.

Las fibras de asbesto no pueden movilizarse a través del suelo. Generalmente no son degradadas a otros compuestos y permanecen virtualmente inalteradas por largo tiempo.

Estas enfermedades tienen un largo «tiempo de latencia» (tiempo que transcurre entre la inhalación de la fibra y la aparición de la enfermedad) que puede superar los 30 años. Así, por ejemplo, en Alemania, como en muchos otros países, se han elaborado curvas de seguimiento uso de amianto/enfermedad, dando como resultado que a pesar de haber discontinuado el uso del asbesto en los años noventa, el mayor número de enfermedades se espera para dentro de 20 años.

En Estados Unidos en el año 2000 fallecieron 1.493 personas por cáncer de pulmón relacionado con la exposición al amianto (o asbestosis), frente a las 77 de 1968. Siendo en el mismo año 2000 la principal causa de muerte por enfermedad profesional en el Reino Unido.

Los casos de cáncer pleural relacionados con la exposición al amianto, denominado Mesotelioma Pleural Maligno (MPM), aumentarán en España hasta el medio millar al año, a partir de 2015. Actualmente se registran en España entre 250 y 300 casos anuales de MPM.

El Mesotelioma Maligno ocurre en tres principales cohortes de personas expuestas: (Leigh J, 2002)

1. Aquellas que directamente están expuestas al asbesto por razones laborales, como ocurre en el caso de trabajadores en las minas de asbesto.
    El caso más llamativo de desastre industrial ocurrió en Wittencon, Australia, considerado uno de los peores desastres industriales de la historia, no solo por la afección de mesotelioma maligno en los mineros de las minas de asbesto azul, sino porque ese tipo de asbesto se utilizó ampliamente en la construcción de los patios de los colegios y patios de juegos de la ciudad, lo que supuso un gran aumento en la incidencia, dado que un elevado número de adultos con mesotelioma maligno había jugado en esos patios siendo niños.

2. Personas que trabajan en la industria utilizando el asbesto como principal material, como carpinteros, soldadores...etc.

3. Individuos con exposición ambiental en países industrializados, incluyendo a familiares de personas directamente expuestas. Se ha hablado incluso de lugares donde se ha producido un acumulo de incidencias, y se ha pensado que pueda existir o deberse a herencia autosómica dominante (Cappadocia, Turquía).

Etiopatogenia

La exposición al asbesto es el principal factor de riesgo para el desarrollo del mesotelioma.

La primera asociación entre asbesto y cáncer fue establecida en 1955 en un estudio casos–control, apareciendo en 1960 datos que lo relacionaban también con el mesotelioma pleural (Wagner JC, 1960).

Como se ha expuesto anteriormente, existen dos tipos de fibras de amianto más implicadas en la producción de mesotelioma maligno, las "curvilíneas" (crisolita) y las "rectilíneas" (crocidolita), siendo estas últimas las principalmente implicadas en la patogenia tumoral al ser transportadas hacia la periferia del pulmón y entrar en contacto con la superficie pleural, mientras que las primeras permanecen en las vías aéreas centrales y son eliminadas con mayor facilidad.

En estudios en seres humanos, la crocidolita es la forma más peligrosa. La amosita parece menos carcinógena y se ha relacionado, sobre todo, con el mesotelioma peritoneal. La exposición laboral a tremolita/actinolita también se ha relacionado con la enfermedad.

El periodo de latencia entre la exposición inicial y la muerte varía ampliamente, siendo la media de 48 años (Bianchi C, 1997).

Numerosos estudios epidemiológicos han demostrado la relación entre la exposición al amianto y el mesotelioma, así como el desarrollo del mismo tras la instilación intrapleural o inhalación de fibras de asbesto. Sin embargo, aunque el 80% de los pacientes tienen historia de exposición al amianto, sólo el 10% de los expuestos desarrollan mesotelioma (Chahinian AP, 1987. Selikoff IJ, 1980) lo que sugiere la existencia de otros factores asociados entre los que se destaca el papel concedido al simian virus SV–40 como cofactor en la patogénesis del mesotelioma tras comprobarse la expresión de secuencia viral en modelos animales (Bocchetta M, 2000).

Algunas anormalidades cromosómicas como delecciones de las regiones 1q, 3p, 9p y 6q del cromosoma 22 han sido también citadas en la patogenia del mesotelioma. Antman (Antman KH, 1983) y Roviaro (Roviaro GC, 1982) han encontrado relación entre la existencia de radiación previa y presencia de calcificación postuberculosa, respectivamente, con casos de mesotelioma.

No hay una evidencia definitiva de que el tabaco aumente el riesgo de desarrollar la enfermedad. (Fernández Infante, 2005)

La combinación de fumador y exposición al asbesto, aumenta el riesgo de carcinoma broncógeno, pero NO incrementa el de mesotelioma maligno.

SV40: Virus de simio 40 (SV40), un virus ADN, se ha implicado como cofactor en la génesis de tumores malignos, como el mesotelioma.

Este virus bloquea los genes supresores de tumores, es un virus oncogénico potente en las células humanas al igual que en los roedores. Las secuencias de ADN de este virus SV40 se han encontrado en tumores cerebrales, óseos, linfomas, y mesoteliomas malignos, así como en las proliferaciones mesoteliales superficiales atípicas, y lesiones mesoteliales no invasivas.

Existen evidencias de que el SV40 podría haber sido transmitido a los humanos en la vacuna inyectable de la poliomielitis hace 35– 50 años.

La participación supuesta de SV40 en la patogénesis de tumores malignos como el mesotelioma se ha convertido en un tema controvertido, y su papel no ha sido aún probado ni aclarado.

Mecanismos Patogenéticos del Asbesto

El Asbesto, presumiblemente induce mutaciones en muchas de las aproximadamente 2 mil millones de células mesoteliales existente en adultos.

Hay cuatro procesos principales por los cuales el amianto afecta a la pleura:

1. En primer lugar, las fibras de amianto pueden irritar la pleura. La forma de las fibras de asbesto, en particular la proporción entre la longitud y su anchura, determinan la probabilidad de penetrar profundamente en los pulmones y la probabilidad de inducción del cáncer. Las fibras que penetran en el pulmón; puede entrar o irritar la pleura e inducir la enfermedad, ésta en un principio puede manifestarse por la existencia de cicatrices (placas) o bien dar lugar a un proceso maligno evidente (mesotelioma maligno).

2. En segundo lugar, las fibras de amianto pueden romper o perforar el huso mitótico de las células y por lo tanto interrumpir la mitosis, dando lugar a formas de aneuploidía y otros daños en los cromosomas.

3. En tercer lugar, el asbesto induce la generación de radicales libres que causan daño en el ADN.

4. En cuarto lugar, el asbesto induce la fosforilación de las protein–cinasas activadas por mitógenos (MAP) y de quinasas reguladas por señales extracelulares   (ERK)   1   y   2. La fosforilación de estas quinasas aumenta la expresión de la respuesta inmediata de los proto–oncogenes que codifica los miembros de la Fos–Jun y el activador de la familia de la Proteína 1.

Entre los diferentes modelos experimentales en animales de mesotelioma maligno, que se han establecido, los modelos murinos son particularmente útiles en las investigaciones acerca del Mesotelioma Maligno, ya que en ratas las células mesoteliales responden a la exposición al amianto de manera similar a como lo hacen la células mesoteliales de los humanos.

Curiosamente, el mesotelioma maligno se desarrolla en el hámster en la ausencia de exposición al asbesto cuando son inyectados con el virus SV40.

Otros modelos animales también han demostrado ser útiles para los ensayos preclínicos de nuevos tratamientos para el mesotelioma maligno.

La célula Mesotelial Maligna

Existen seis características comunes en la mayoría de las células del cáncer, y hay evidencias de que estas seis características se encuentran también en las células del mesotelioma maligno.

1. Crecimiento

Las células del mesotelioma presentan un aumento o desregulación del crecimiento.

Las células producen y responden a muchos factores de crecimiento, incluyendo el factor de crecimiento derivado de plaquetas, los factores A y B (Versnel MA y col, 1991), el factor de crecimiento epidérmico, y el factor de crecimiento transformante β.

Estudios recientes utilizando líneas de células del mesotelioma han sugerido un papel importante para la vía de la proteína Wnt.

El crecimiento de las células del mesotelioma puede estar estimulado por mecanismos autocrinos y también por "vías propias", mediante las cuales las células del mesotelioma se estimulan internamente por factores de crecimiento que ellos mismos pueden producir.

2. Inmortalidad celular por la acción de la telomerasa (Hanahan y cols, 2000)

El acortamiento de los telómeros ha sido denominado " dispositivo para las generaciones de células". El noventa por ciento de los mesoteliomas malignos expresan la telomerasa, permitiendo a las células evitar el acortamiento de los telómeros y por lo tanto continuar la división celular (es decir, convertirse en inmortales).

3. Ausencia de genes supresores de tumores. (Wong L, y col 2002; Wong L y col, 2000)

Los genes supresores de tumores actúan de diversas maneras para bloquear el crecimiento tumoral. Aunque los dos principales genes supresores de tumores, rb y p53, no están comúnmente ausentes en el mesotelioma maligno, otras moléculas que son importantes y, pertenecientes a las vías de rb y p53 están involucradas en el mesotelioma maligno, particularmente p16 y p14, y otros productos génicos en las vías de los genes supresores, como el NF2–merlin, también son importantes. (Shipper H, 2003)

4. La inducción de procesos antiapoptóticos

Las células pueden morir a causa de la activación de los receptores de apoptosis mediados por ligandos como el factor de necrosis tumoral (TNF), el ligando inductor de la apoptosis relacionado con el TNF (TRAIL), y el ligando Fas o bien como resultado del bloqueo de factores del crecimiento que conducen a la activación de la caspasa y la activación del proceso de la cascada de la apoptosis.

La actividad antiapoptótica por la molécula de Bcl–xL se eleva en las células del mesotelioma maligno.

Además existe también una sinergia entre los ligando de los receptores de muerte celular y la quimioterapia, como se ha descrito en estudios de células de pacientes con mesotelioma maligno.

5.   Aumento de la angiogénesis. (Hanahan y col ,2000)
Debido a que las células tumorales se encuentran necesitadas de abundantes nutrientes, los tumores requieren la formación continua de nuevos vasos sanguíneos con el fin de crecer.

En el mesotelioma maligno las células producen factores angiogénicos, como el factor de crecimiento vascular endotelial (VEGF). Por ello, el bloqueo de VEGF reduce el crecimiento de mesotelioma en modelos animales. El incremento de la vascularización en muestras de biopsia de mesoteliomas se asocia con un peor el pronóstico, en comparación con aquellos en los que la vascularización no se incrementa.

6.   Interacciones de la matriz extracelular.

El mesotelioma maligno se desarrolla en una matriz rica en colágeno, y es probable que su crecimiento esté relacionado a su interacción con esta matriz y la regulación de este entorno.

Las células del mesotelioma maligno fabrican colágeno, y el pronóstico del mesotelioma parece estar relacionado con la expresión de metaloproteinasas de la matriz.

Los tumores malignos como el mesotelioma suelen inducir respuestas en sus huéspedes anfitriones.

La inflamación crónica, es una de estas respuestas y se manifiesta por la presencia de células inflamatorias y producción de citoquinas.

Se debe tanto a la acción del asbesto como al proceso maligno en sí mismo.

El huésped también suele desarrollar una débil respuesta inmune antitumoral a proteínas indefinidas del mesotelioma, así como a la sobreexpresión de proteínas comunes, como la p53.

Clasificación

Desde el punto de vista histopatológico, se reconocen cuatro tipos principales de mesotelioma maligno (OMS, 2004):

- **Epitelioide** (túbulo–papilar, solido, deciduoide, células claras, células en anillo de sello, pleomorfico.
- **Sarcomatoide** (linfohistiocitico, zonas osteosarcomatosas o condrosarcomatosas...)
- **Desmoplásico**.
- **Bifásico**.

El tipo epitelial o epitelioide es el más frecuente y supone el 50% del total de los mesoteliomas malignos; el 25% son mixtos, un 15% sarcomatosos, y el 10% restante poco diferenciados.

A pesar de que este tumor generalmente crece e infiltra la pleura, rara vez dan metástasis.

Características Citopatológicas

Citológicamente se caracteriza por:

- Presencia de un número relativamente alto (>50) células o grupos de las mismas de contornos irregulares, comparadas con las células habituales del mesotelio.
- Presencia de macronucléolos.
- Atipias nucleares.

Características Histopatológicas

Las células mesoteliales neoplásicas pueden tomar un aspecto bifásico, es decir, pueden dar origen a un tumor epitelial, o un tumor de tipo sarcomatoide, o un tumor bifásico con células epiteliales y sarcomatoides que suelen ser positivas para la calretinina.

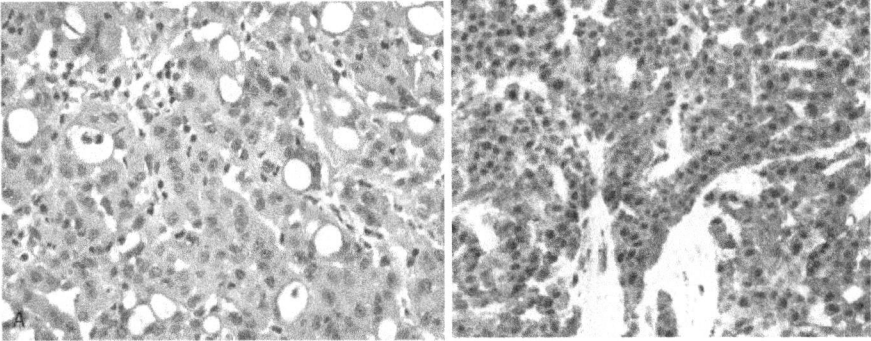

Imagen 1.– Mesotelioma Maligno. H–E   Imagen 2.–Mesotelioma Maligno. Tinción con Calretinina.

En el mesotelioma se pueden identificar unas partículas inorgánicas fibrosas, que están dentro de la célula mesotelial, que son las partículas de asbesto, se denominan cuerpos de asbesto, tienen un aspecto en forma de copita, con un extremo abultado y una cola.

Diagnóstico Histopatológico:

Macroscópicamente la presentación clásica del mesotelioma se caracteriza por múltiples nódulos mal definidos blanco–grisáceos distribuidos de forma difusa en la pleura, siendo mucho más rara su presentación como una masa localizada.

Microscópicamente, la neoplasia está formada por nidos de células, o estructuras papilares o pseudopapilares, o incluso grupos sólidos. Las células están constituidas por un citoplasma amplio, acidófilo.

Como en todo proceso neoplásico, el primer paso de su diagnóstico consiste en diferenciarlo de los procesos reactivo–proliferativos que pueden dar imágenes similares a las de un tumor, entre otras, las hiperplasias, sobre todo en estadios iniciales.

Las características a favor de malignidad incluyen:

- Infiltración de tejidos blandos subyacentes.
- Atipias citológicas obvias.
- Grupos celulares prominentes.
- Necrosis.

Así mismo, las proliferaciones mesoteliales malignas en estadios iniciales deben ser valoradas adecuadamente y con cautela.

El diagnóstico de Mesotelioma Maligno, en ausencia de invasión (Mesotelioma in situ), se debe hacer con precaución cuando sólo existen alteraciones citológicas. (Rosai, 2004, Marchevsky 2008).

El mesotelioma in situ (proliferación mesotelial atípica) parece ser la primera lesión desencadenante del mesotelioma maligno, al igual o de forma similar a lo que ocurre con las lesiones de displasia cervical en los casos de carcinoma de cérvix.

Diagnóstico diferencial:

Dada la poca frecuencia de estos tumores y sus dificultades diagnósticas los problemas de diagnóstico son numerosos, debiendo de establecerse el diagnóstico diferencial entre los tumores y un grupo de procesos malignos y benignos con diferentes implicaciones pronosticas y terapéuticas siendo las más características por su frecuencia y dificultad las siguientes:

1– Proliferaciones mesoteliales benignas vs. Malignas
    a) Hiperplasia mesotelial reactiva vs. Mesotelioma Maligno Epitelioide.
    b) Pleuritis fibrosa vs. Mesotelioma Maligno Sarcomatoide–Desmoplásico
2– Mesotelioma Maligno Epitelioide vs. Carcinomas metastásicos.
3– Mesotelioma Maligno Sarcomatoide vs. Sarcomas y tumores fusocelulares.
4– Mesotelioma Maligno Bifásico vs. Sarcoma Sinovial (***Wagner JC, y col, 1960***).

Las dificultades diagnósticas que plantea este tumor, junto con las repercusiones que rodean a los agentes etiológicos implicados en su génesis y desarrollo y su elevada mortalidad, parecen imponer la necesidad de establecer criterios sólidos en relación con los problemas que plantea, sin embargo, no existe una opinión consensuada con respecto a una serie de cuestiones de primera importancia que deberían ser clarificadas como son:

– Distinguir las proliferaciones mesoteliales benignas de las malignas (tanto en las lesiones epitelioides como en las de células fusiformes).

– El diagnóstico citológico del Mesotelioma Maligno.

– Las principales características histológicas del Mesotelioma Maligno pleural y Mesotelioma Maligno peritoneal.

– El uso de histoquímica e inmunohistoquímica en el diagnóstico y diagnóstico diferencial del Mesotelioma Maligno.

– El diagnostico diferencial del Mesotelioma Maligno con diferenciación epitelioide de varios carcinomas (pulmón, mama, ovario y adenocarcinomas de colon y de células escamosas y el carcinoma de células renales).

- El diagnóstico de mesotelioma sarcomatoide.

- El uso de marcadores moleculares en el diagnóstico diferencial del Mesotelioma Maligno.

- La microscopía electrónica en el diagnóstico de Mesotelioma Maligno.

- Algunas advertencias y riesgos en el diagnóstico de Mesotelioma Maligno.

El uso de distintos paneles de inmunohistoquímica es parte importante para el diagnóstico de Mesotelioma Maligno, pero la composición exacta de los paneles a utilizar depende del diagnóstico diferencial que se plantea y de los anticuerpos disponibles en un determinado laboratorio.

Los paneles deben contener ambos tipos de marcadores, marcadores positivos y negativos.

El Grupo Internacional de interés por el mesotelioma (*Husain y cols, 2009)* recomienda que los marcadores deban de tener una sensibilidad o especificidad superior al 80% en las lesiones en cuestión.

La interpretación de la positividad en general debe tener en cuenta la **localización** de la tinción (por ejemplo, tinción nuclear frente a citoplásmica) y el **porcentaje** de células positivas para un determinado anticuerpo (Se sugiere una tinción superior o igual al 10% para marcadores citoplásmicos de membrana). (Husain, A.N. y cols. 2009).

La información específica sobre la clona de anticuerpos y su origen deben de obtenerse de la literatura actualizada, porque está en continua evolución, y la especificidad y sensibilidad de cada una varia a medida que se amplían las variantes tumorales sobre las que se estudian.

RECOMENDACIONES GENERALES:

– Generales:

El diagnóstico de Mesotelioma Maligno siempre debe estar basado en los resultados obtenidos a partir de una biopsia adecuada en el contexto de los hallazgos clínicos, radiológicos y quirúrgicos.

Una historia previa de exposición al amianto no debe de ser tenida en cuenta por el patólogo en el diagnóstico de Mesotelioma Maligno, sino que se debe de evaluar la biopsia o la punción sin dejarse influir por este hecho, pero, sin olvidar que, esta neoplasia existe, que cada vez es más frecuente, y que se puede producir en personas sin exposición previa conocida al asbesto.

La ubicación del tumor (pleural vs. peritoneal), así como el sexo del paciente sí afectará al diagnóstico diferencial.

Proliferación mesotelial benigna y maligna:

La distinción entre las proliferaciones mesoteliales malignas y benignas presupone en primer lugar que la celularidad ha sido reconocida como celularidad mesotelial. El enfoque diagnóstico utilizado a la hora de distinguir la hiperplasia mesotelial reactiva del mesotelioma epitelioide es diferente de la utilizada la hora de distinguir pleuritis fibrosa de mesotelioma desmoplásico. (Churg A, y col, 2000)

Hiperplasia reactiva versus Mesotelioma Maligno epitelioide:

Es bien sabido que las proliferaciones mesoteliales reactivas pueden confundirse con los mesoteliomas (o incluso con el carcinoma metastásico).

Algunas de las causas de la hiperplasia mesotelial reactiva en el espacio pleural incluyen infecciones, enfermedades del colágeno, infartos pulmonares, reacciones a medicamentos, neumotórax, carcinoma pulmonar, cirugía, traumas, y la inflamación no específica.

También podemos encontrar importantes reacciones mesoteliales en el peritoneo y el pericardio.

Las características específicas de una proliferación mesotelial reactiva que pueden confundirse con una neoplasia incluyen:

- Abundante celularidad.
- La presencia de numerosas figuras mitóticas.
- Atipias citológicas.
- Presencia de necrosis.
- Formación de grupos papilares.
- Atrapamiento de células mesoteliales imitando la invasión en tejidos adyacentes.

La demostración de la invasión del estroma o la grasa es una característica clave en el diagnóstico de Mesotelioma Maligno.

La invasión puede producirse tanto en la pleura parietal como en la visceral, y puede ser demostrada mediante tinciones inmunohistoquímicas como la calretinina y la pancitoqueratina.

La invasión por el mesotelioma es a menudo sutil y puede producirse en sólo unas pocas capas de tejido colágeno por debajo del espacio mesotelial y de una manera totalmente anodina, y carecer de reacción desmoplásica acompañante.

Sin embargo, se hace hincapié en que si, en una pieza sólida, se tienen características suficientes para dar el diagnóstico de Mesotelioma Maligno, la presencia de invasión no es necesaria para el diagnóstico.

Las proliferaciones mesoteliales reactivas tienden a mostrar una uniformidad de crecimiento y esto puede ser resaltado con tinciones de citoqueratinas, al contrario que el crecimiento desordenado que presentan las células del mesotelioma.

A pesar de ciertas tinciones de inmunohistoquímica son más positivas generalmente en las proliferaciones benignas y otros en proliferaciones malignas, no se debe confiar únicamente en el diagnóstico mediante Inmunohistoquímica en casos individuales.

El más conocido de estos marcadores incluye el antígeno de membrana epitelial, p53, y la desmina.

Este tema fue revisado por King y colaboradores (King J, y col 2006), que llegaron a la conclusión de que la desmina y el antígeno epitelial de membrana (EMA) son los más útiles para el diagnóstico diferencial de estas patologías, pero que la sensibilidad y especificidad diagnóstica para ambos es inferior al 90%.

Así mismo hacen hincapié en que nuevos marcadores de la proliferación como MCM2 y AgNOR también podían ser útiles utilizados conjuntamente en esta situación, pero que presentan dificultades técnicas, por lo que no se utilizan ampliamente. (Krissman M, y col, 2004).

A pesar de que la expresión de la transcripción de la telomerasa se sugirió como método discriminatorio entre las células hiperplásicas y las neoplásicas, estudios posteriores han demostrado la poca utilidad de las mismas. (Wagner JC, y col, 1960)

Kato y colaboradores (Kato Y, y col 2007)), observaron   inmunorreactividad para GLUT–1 (Glucose transporter-1) en 40 de 40 mesoteliomas, mientras que los 40 casos de mesotelio reactivo fueron negativos.

Un estudio, de características similares, realizado en la Universidad de Chicago (Acurio A, y col, 2008) mostró que todas las proliferaciones mesoteliales en 40 casos (20 casos normales, 20 reactivos), eran negativos para GLUT–1, mientras que de 45 casos comparados de Mesotelioma Maligno, 9 (20%) fueron negativos, 34 (53%) fueron débilmente positivos, y 12 (27%) fueron fuertemente positivos para GLUT–1.

Teniendo en cuenta estos resultados, se puede concluir que la positividad para GLUT–1 resulta un indicador útil de Mesotelioma Maligno, tanto en Mesoteliomas Malignos epitelioides como en sarcomatoides (pero no es útil cuando es negativo).

En la Tabla 1 presentamos el consenso que existe en la literatura en los criterios de diagnóstico diferencial entre Hiperplasia Mesotelial y Mesotelioma Maligno

CARACTERÍSTICAS	HIPERPLASIA MESOTELIAL.	MESOTELIOMA
ESTROMA	Ausencia de invasión estromal.	Invasión estromal aparente, fuertemente positiva para CK
CELULARIDAD	La celularidad puede ser prominente, pero no se encuentra en el espacio mesotelial, ni tampoco en el estroma.	Celularidad densa, incluyendo células rodeadas por estroma.
	Capa única de células, en monocapa, o en papilas.	
ESTRUCTURA	Pérdida de nidos celulares, sin estroma.	Estructuras complejas, túbulos, e incluso estratificación.
		Células rodeadas por estroma ("bulky tumor"), pueden envolver el espacio mesotelial sin invasión obvia.
NECROSIS	Necrosis rara.	Necrosis ocasional.
INFLAMACIÓN	Inflamación +++	Inflamación +/−
CRECIMIENTO	Crecimiento uniforme (visible con CCK)	Crecimiento expansivo, desorganizado (visible con CCK).
IHQ.	EMA, p53: NEGATIVOS. DESMINA: POSITIVA	EMA, p53: POSITIVOS. DESMINA:NEGATIVA

TABLA 3. Criterios Diagnósticos Diferenciales entre Hiperplasia Mesotelial y Mesotelioma

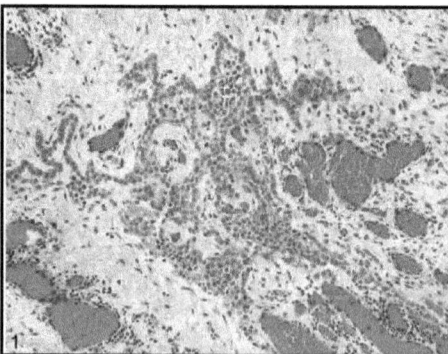

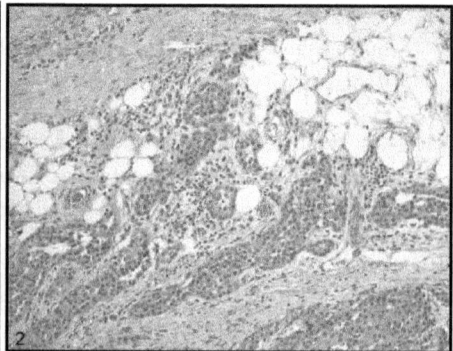

Imagen.3–Hiperplasia Mesotelial.   Imagen 4–Mesotelioma Epitelioide.

Pleuritis fibrosa vs Mesotelioma Maligno desmoplásico:

La identificación de las características de malignidad en un Mesotelioma Maligno desmoplásico requiere una biopsia adecuada y la cantidad de tejido de una biopsia pleural cerrada es a menudo insuficiente.

En el estudio de Mangano y colaboradores (Mangano WE, y col, 1998), la distinción entre pleuritis fibrosa y mesotelioma desmoplásico se podría hacer mediante la identificación de una o más de las siguientes características en una zona de proliferación de células mesoteliales en la pleura:

- Crecimiento invasivo.
- Necrosis blanda.
- Áreas francamente sarcomatoides.
- Enfermedad metastásica.

La Invasión estromal a menudo es más difícil de reconocer en las proliferaciones de células fusiformes de la pleura que en las proliferaciones epitelioides. Las células malignas invasivas se pueden confundir frecuentemente con los fibroblastos, por lo que la tinción con citoqueratinas puede poner de manifiesto la presencia de células malignas en las regiones donde no deberían de existir, como es el cado del tejido conectivo, tejido adiposo, o esqueleto profundo al músculo parietal, pleura o la invasión de la pleura visceral y el tejido pulmonar (u otras estructuras extrapleurales presentes en la muestra).

La existencia de necrosis en el tejido también puede ser considerado un criterio de malignidad, aunque hay recordar que no es un fenómeno exclusivo del Mesotelioma, aunque la mayoría de los casos, que muestran necrosis también muestran un crecimiento invasivo.

La uniformidad del crecimiento y el espesor de la lesión, la superficie atípica con la maduración en profundidad, los vasos de paredes finas y perpendiculares son típicos de pleuritis fibrosa reactiva, en contraste con un patrón de crecimiento desordenado y un espesor variable, que son característicos de mesoteliomas desmoplásicos.

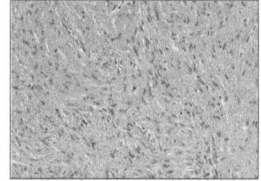

Imagen 5 y 6–Pleuritis fibrosa.   Imagen 6   Imagen 7–Mesotelioma Desmoplásico.

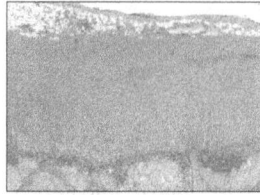

TABLA 4. Criterios de Diagnóstico Diferencial entre Pleuritis Fibrosa y Mesotelioma Maligno Desmoplásico.

CARACTERÍSTICAS	PLEURITIS FIBROSA	MESOTELIOMA DESMOPLÁSICO
PATRÓN DE CRECIMIENTO	Patrón estoriforme, no prominente.	Patrón estoriforme prominente.
INVASIÓN ESTROMAL	Ausente	Presente (visible con CCK).
NECROSIS E INFLAMACIÓN	La necrosis si existe, se encuentra en superficie asociada a inflamación intensa, aguda.	Necrosis anodina, paucicelular y existencia de colagenización.
CELULARIDAD.	Engrosamiento uniforme. Hipercelularidad en la superficie, con maduración, que disminuye hacia abajo (fenómeno de zona).	Pérdida de maduración desde la superficie.
VASCULARIZACIÓN.	Vasos orientados perpendicularmente.	Escasez de vasos, sin orientación.

El tipo de células, la existencia de atipias, y la actividad mitótica, generalmente no son útiles en el diagnóstico diferencial de estas entidades.

La histología más frecuente en los mesoteliomas es la EPITELIOIDE, y dentro de este, existen distintos patrones que son fácilmente reconocidos por los patólogos; acinar, tubular, adenomatoide, tubulopapilar, y sólido.

Existen otros patrones secundarios, como son el rabdoide, adenoide quístico, con células en anillo de sello, etc. que son fácilmente confundibles con otros tipos de cáncer.

Así pues es importante hacer el diagnóstico diferencial entre estos patrones de Mesotelioma Maligno y los tumores que habitualmente presentan dicho patrón de crecimiento.

Características de los diferentes Patrones de crecimiento del Mesotelioma Maligno Pleural

Patrón Túbulo–papilar

- Estructuras papilares.
- Capa fina de recubrimiento de células cuboidales o poligonales.
- Ejes de estroma fibrovascular.
- Presencia de túbulos.

Patrón Acinar

- Estructuras alargadas y elongadas pseudoglandulares.
- Células cuboideas.
- Adenomatoide:
- Estructuras glandulares pequeñas.
- Revestimiento de células aplanadas o cuboidales.

Patrón Sólido

- Nidos, cestas, codones o nidos celulares.
- Células redondeadas, ovaladas o poligonales, con abundante citoplasma eosinófilo.
- Núcleo vesicular con nucléolo prominente.
- Las células recuerdan células mesoteliales no neoplásicas.

Patrón Sólido pobremente diferenciado

- Nidos de células discohesivas, poligonales, redondeadas.
- Nucléolo evidente.

Importante hacer el diagnóstico diferencial con *linfomas* y *carcinomas*.

Patrón de Células claras

- Las células mesoteliales adquieren un gran tamaño y el citoplasma claro.

Importante establecer el diagnóstico diferencial con los *tumores de células claras*.

Patrón Deciduoide

- Nidos amplios de células poligonales, con bordes irregulares y abundante citoplasma eosinófilo, y de aspecto glaseado.

Patrón Adenoide – quístico

- Áreas cribiformes.
- Estroma fibroso.

Patrón Células pequeñas

- Células pequeñas, de distribución uniforme.
- Núcleo anodino, y casi sin citoplasma.

Patrón Rabdoide

- Células discohesivas, de citoplasma eosinófilo, y con núcleo excéntrico.

Al igual que en todos estos diagnósticos diferenciales entre las distintas patologías mesoteliales, y los distintos tipos de mesotelioma, es importante hacer el diagnóstico diferencial con otros tumores pulmonares, que infiltran pleura, o tumores de otras localizaciones que suelen metastatizar a pleura, como es el caso del Adenocarcinoma pulmonar, este diagnóstico puede ser muy difícil y, a menudo imposible de realizar sólo con técnicas de Hematoxilina–Eosina, debido a la capacidad de algunos Adenocarcinomas de tener un patrón de crecimiento "mesotelioma–like".

Habitualmente, las células del mesotelioma son más uniformes y regulares que las de los adenocarcinomas, y mantienen constante el cociente núcleo–citoplasma.

Generalmente el aspecto cuboidal de las células, y la distribución columnar, va más a favor del diagnóstico de Adenocarcinoma, al igual que ocurre con el amoldamiento nuclear. (Rosai, J. 2004)

MESOTELIOMA MALIGNO PERITONEAL:

La morfología del Mesotelioma Maligno Peritoneal, es similar a la del Pleural, con los mismos tipos histológicos.

No obstante, en peritoneo los Mesoteliomas Malignos bifásicos son menos frecuentes, y es rara la aparición de los sarcomatosos. Es importante prestar especial atención a los bifásicos, puesto que su pronóstico es muy malo.

En peritoneo también es frecuente encontrar Mesoteliomas Multiquísticos.

Estos se componen de proliferaciones quísticas revestidas por capas de células mesoteliales, que pierden su estratificación, forman estructuras papilares y pueden tener atipias. No suelen tener un comportamiento maligno, ni suelen metastatizar, pero muestran una elevada tendencia a la recidiva local y a la recurrencia.

En nuestro estudio hemos identificado un caso de Mesotelioma Peritoneal Multiquístico, en una mujer, como hallazgo casual en el transcurso de una intervención ginecológica.

No se ha incluido a la paciente en el estudio por no cumplir con el resto de criterios de inclusión.

Los Mesoteliomas Papilares bien diferenciados son también un importante subgrupo, y el más frecuentemente encontrado en el peritoneo. Estos, generalmente están compuestos por células de características no invasivas, con núcleos de bajo grado, pequeños, y sin nucléolo, la existencia de mitosis es rara. En estos casos también existe un excelente pronóstico, pero muestran tendencia a la recidiva.

MANIFESTACIONES CLÍNICAS:

Aproximadamente dos tercios de los pacientes que se diagnostican se encuentran en el rango de edad comprendido entre los 40 y los 70 años. En diversas series, la disnea y el dolor torácico son los dos síntomas iniciales más frecuentes que llevan a la sospecha de la enfermedad, los cuales se presentan de manera insidiosa, con varios meses de evolución hasta ser valorados.

El dolor es usualmente de características no pleuríticas y puede referirse al hombro y abdomen superior como consecuencia de la afectación diafragmática. A medida que la enfermedad progresa aparece el síndrome general, con disminución de peso, anorexia, tos y febrícula.

La exploración física pone de manifiesto en ocasiones la pérdida de volumen del hemitórax afecto así como la semiología de derrame pleural con matidez en la percusión y disminución del murmullo fisiológico en la auscultación. Algunos pacientes se encuentran asintomáticos en el momento del diagnóstico y es infrecuente la presentación inicial como enfermedad metastásica.

El 80% de los pacientes con mesotelioma maligno pleural son hombres; comúnmente debutan con un derrame pleural asociado con disnea y acompañada a menudo de dolor en la pared torácica. La combinación de derrame pleural y dolor inexplicable a este nivel debe hacernos plantear la sospecha de tumores malignos como el mesotelioma, aunque los hallazgos citológicos iniciales sean negativos, sobre todo si existe historia de exposición previa.

Entre otros síntomas asociados al avance de la enfermedad se encuentran; la pérdida de peso y el cansancio, no obstante esta sintomatología no es tan frecuente en el momento del diagnóstico inicial, (ocurren en menos del 30 por ciento de los pacientes).

Aunque el diagnóstico citológico se puede hacer rápidamente, el mesotelioma maligno no se diagnostica hasta los dos o tres meses después del inicio de los síntomas, los retrasos de esta magnitud son especialmente frecuentes en los centros en los que la enfermedad es poco común.

El mesotelioma se descubre muchas veces como hallazgo incidental en una radiografía de tórax de rutina, a menudo realizada por otra causa.

Las características más comunes que presentan los pacientes con mesotelioma maligno peritoneal son la distensión abdominal debido a la ascitis, dolor abdominal, y en ocasiones disfunción orgánica tipo obstrucción intestinal.

Debido a que el mesotelioma maligno se desarrolla dentro de las cavidades ,y cursa al inicio con sintomatología inespecífica, los pacientes suelen presentar tumor bastante extenso en el momento en que buscan atención médica, sin embargo, las metástasis son raras veces la causa de la muerte.

Lo más común es que el mesotelioma produzca invasión local, cursando como complicación con obstrucción de la vena cava superior, taponamiento cardíaco, extensión al tejido celular subcutáneo de la pared costal, o la compresión de la médula espinal.

La diseminación miliar también puede producirse.

El pulmón contralateral o incluso la cavidad peritoneal pueden ser afectados por mesotelioma pleural en 10 a 20 por ciento de los casos.

Cuando el mesotelioma pleural se encuentra en estadios avanzados, se produce fijación de las estructuras pulmonares, a través de la pleura a la pared costal, por lo que el pulmón no puede expandirse, produciendo entonces una sintomatología más evidente como es un aumento de la disnea, o neumonías de repetición.

Los signos físicos en pacientes con mesotelioma peritoneal son típicamente la distensión y la ascitis.

Lo que se conoce como "síndrome constitucional " (que consiste en la pérdida de peso, astenia, caquexia, fiebre y sudores nocturnos, trombocitosis, hipoalbuminemia, una elevada velocidad de sedimentación globular, y anemia), es raro el momento del diagnóstico, pero a menudo se desarrolla en los pacientes cuando la enfermedad está muy avanzada.

MANIFESTACIONES RADIOLÓGICAS:

Radiología de tórax convencional

La manifestación radiológica más frecuente es un engrosamiento pleural unilateral que "envuelve" al pulmón, asociado a derrame pleural habitualmente mayor del 50% con disminución de volumen del pulmón afecto y, a medida que la enfermedad progresa, se produce un desplazamiento ipsilateral del hemitórax implicado.

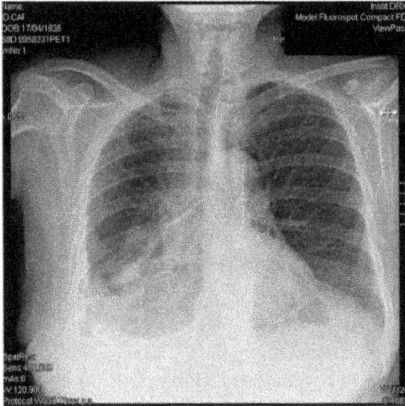

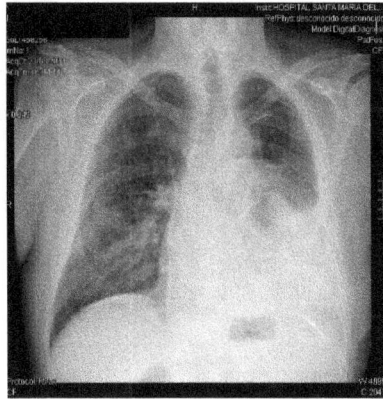

Los pacientes que inicialmente se presentan con un tumor avanzado tienen un cerco o cáscara tumoral; amplia y lobulada, de localización   pleural, presencia de   masas tumorales, o ambas cosas. La existencia de placas pleurales es un signo de la exposición al asbesto, pero no son un precursor de mesotelioma maligno

TAC torácica:

La TAC es superior a la radiografía tanto para determinar la presencia del mesotelioma como para estimar su extensión e invasión de mediastino, pared torácica y abdomen superior por lo que debe ser realizada en todos los pacientes con sospecha de esta tumoración. Los principales hallazgos que sugieren esta neoplasia incluyen el derrame pleural unilateral, engrosamiento pleural nodular así como de la cisura (Wang ZJ, y col, 2004).

Aproximadamente en un 20% de los casos es posible objetivar placas pleurales calcificadas.

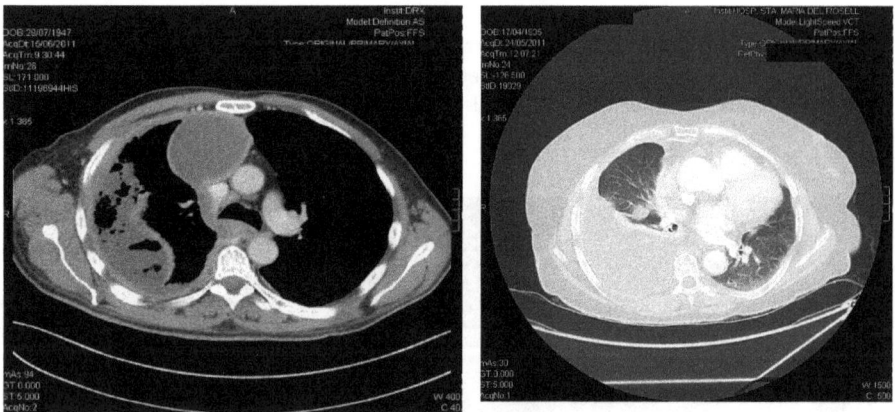

Se produce frecuentemente pérdida de volumen del hemitórax afecto con desplazamiento ipsilateral del mediastino y elevación del hemidiafragma.

Con la progresión local, no es rara la invasión de la pared costal, si bien la irregularidad de la interfase entre pared y tumor no es predictiva de invasión.

El mesotelioma puede invadir pericardio, manifestado como irregularidad del mismo y presencia de derrame, y estructuras vasculares.

Las metástasis pulmonares se manifiestan como masas y nódulos, adquiriendo raramente morfología miliar. En un 40% de los casos existen metástasis ganglionares en el momento de la autopsia.

Aunque la TAC es ampliamente utilizada en la evaluación del mesotelioma, conviene recordar que imágenes ganglionares de tamaño aumentado no implican necesariamente invasión tumoral y que puede subestimar la afectación de la pared costal.

Resonancia magnética:

La resonancia magnética puede añadir información adicional en el estadiaje del mesotelioma, fundamentalmente, según Heelan y col, en lo referente a la invasión diafragmática y de la pared costal, siendo también de utilidad en los pacientes alérgicos al contraste yodado. La resonancia magnética (MRI) es útil para determinar el alcance de mesotelioma maligno, especialmente cuando el tumor invade estructuras locales tales como las costillas y el diafragma.

Es posible que también pueda ser útil en la planificación de la radioterapia localizada para
enfermedades, como el mesotelioma de la médula espinal.

PET

El uso de 2–[fluorín–18]fluoro–2–deoxy–D–glucosa (FDG) para el diagnóstico del mesotelioma ha sido recientemente descrito (Benard F y col, 1998), evidenciando niveles de captación más altos que la pleuritis inflamatoria y el engrosamiento secundario a la exposición al amianto, ayudando también a identificar metástasis extratorácicas ocultas que excluyen al paciente para cirugía. Por otro lado, podría ser de utilidad para determinar el lugar más adecuado para realizar la biopsia pleural que nos lleve al diagnóstico, habiéndose relacionado los niveles más altos de captación con peor pronóstico (Benard F, y col, 1999).

Se ha sugerido que los resultados de PET combinados con tomografía computarizada reflejan con mayor precisión la probabilidad de una respuesta a la quimioterapia, que los resultados de PET o tomografía sola; sin embargo, esta propuesta requiere una mayor evaluación en ensayos aleatorios.

DIAGNÓSTICO:

El diagnóstico preciso y rápido de mesotelioma maligno es importante tanto a efectos terapéuticos, como a efectos médico–legales.

El problema diagnóstico más frecuente es la diferenciación entre mesotelioma maligno y el adenocarcinoma pulmonar, así como diferenciar las hiperplasias mesoteliales reactivas o secundarias del mesotelioma maligno, una distinción que es particularmente difícil de hacer cuando el tumor ha invadido la pleura, tal y como comentamos exhaustivamente en apartados anteriores.

El diagnóstico de mesotelioma maligno debe ser considerado en todos los pacientes con derrame pleural de etiología no conocida, siendo el grado de sospecha mayor en aquellos de mediana edad, con dolor torácico persistente y antecedente de exposición al amianto.

Líquido pleural

En el derrame pleural secundario al Mesotelioma Maligno, en aproximadamente la mitad de los casos, es de apariencia serosanguinolenta y siempre cumple criterios de exudado, siendo los niveles de glucosa inferiores a 50 mg/dL y pH menor de 7,2 en un tercio de los pacientes (Gottehrer A, y col 1991).

La citología del derrame pleural (Whitaker, D, y col 2000) suele ser de predominio linfocitario pero presenta problemas a la hora distinguir células mesoteliales reactivas de neoplásicas y el mesotelioma del adenocarcinoma metastático, por lo que su sensibilidad es baja (Renshaw AA, y col 1996; Henderson DW, y col, 1998).

Las pruebas citológicas de mesotelioma maligno en el líquido pleural o ascítico se realizan en el 33 a 84 por ciento de los casos.

En algunos pacientes, el muestreo por aspiración con aguja fina (PAAF) del tumor es necesario para hacer un diagnóstico de mesotelioma maligno, sobre todo cuando no hay derrame.

El uso de de marcadores inmunohistoquímicos es muy importantes en el diagnóstico diferencial del mesotelioma maligno (*Marchevsky A.* 2008).

Se suelen utilizar inicialmente marcadores como el WT1 o calretinina, para determinar si el tejido extraído corresponde a tejido mesotelial.

El segundo paso es utilizar un marcador de las membranas epiteliales, como el antígeno epitelial de membrana (EMA, también conocida como CA15–3 y mucina–1) para determinar si el tejido es maligno. La tinción positiva para EMA es altamente sugestiva de mesotelioma maligno. De los dos anticuerpos anti–EMA, E29 tiene una especificidad significativamente mayor que la CM–5.

En manos experimentadas, el análisis citológico es suficiente para hacer un diagnóstico con un alto nivel de confianza en aproximadamente el 80 por ciento de los casos de mesotelioma maligno.

Biopsia pleural cerrada ciega

Se realiza en nuestro medio con aguja de Abrams y su rentabilidad varía según las series, siendo generalmente baja, en torno al 20% (Law MR, y col 1984).

Biopsia pleural cerrada con control de TAC

La rentabilidad es mayor cuando la biopsia se realiza con control de TAC llegando al 60% con una sola toma y hasta el 85% con biopsias repetidas (Metintas M, y col, 1995).

Biopsia quirúrgica

En algunas ocasiones es necesario llegar a procedimientos más invasivos para el diagnóstico debiendo realizarse una toma de biopsia bien mediante toracoscopia, bien mediante toracotomía, siendo en ambos casos el rendimiento de las mismas del 90% (Boutin C, y col 1993) presentando la primera un menor riesgo relativo de complicaciones.

La tinción inmunohistoquímica para mostrar, por ejemplo, la expresión del antígeno de membrana epitelial en las áreas luminales del tumor es esencial en el proceso de diagnóstico.
La tinción con citoqueratinas ayuda a confirmar la invasión y a distinguir mesoteliomas malignos de un sarcoma y el melanoma. El mesotelioma maligno se distingue del adenocarcinoma por el uso de anticuerpos específicos.

El mesotelioma maligno se caracteriza por la presencia de inmunotinción positiva para EMA, calretinina, WT1, citoqueratinas 5 / 6, HBME–1 (Héctor Batifora Mesotelial-1), o mesotelina (más del 85 por ciento de los mesoteliomas epitelioides son positivos para la mesotelina) y la ausencia de la tinción de antígenos, tales como antígeno carcinoembrionario (CEA), TTF1, las glicoproteínas tumorales B72.3, MOC–31, y Ber–EP4, y la glicoproteína epitelial BG8.

La microscopía electrónica es un método adicional de utilidad para distinguir mesotelioma maligno de un adenocarcinoma o para distinguir el mesotelioma desmoplásico o sarcomatoide de pleuritis fibrosa.

Marcadores séricos

La proteína sérica relacionada con la mesotelina (SMRP), puede ser utilizada, como marcador en suero, para el diagnóstico de sospecha de Mesotelioma Maligno.
El nivel de SMRP se encuentra elevado en el 84 por ciento de los pacientes con mesotelioma maligno y en menos de un 2 por ciento de los pacientes con otras enfermedades pulmonares o pleurales.

Más del 60 por ciento de los pacientes con mesotelioma maligno tienen niveles elevados de SMRP (Raetz EA, y col, 2004) en el momento del diagnóstico.

La medición de los niveles SMRP es probablemente el método más utilizado como un complemento al estudio citopatológico y el examen histopatológico en el diagnóstico de mesotelioma maligno, antes de la realización de una toracoscopia.

Dado que los niveles SMRP aumentan con la progresión de mesotelioma y disminuyen con su regresión o con la resección del tumor, puede ser útil entre los métodos de seguimiento. Los niveles de SMRP puede resultar útiles en la detección del mesotelioma maligno, varias personas previamente sanas que habían estado expuestos al asbesto y que tenían niveles elevados SMRP posteriormente presentaron mesotelioma maligno entre uno a seis años después de sus análisis de sangre.

Otros marcadores séricos potencialmente útiles en la actualidad están siendo analizados e incluyen CA 125, CA 15–3, y ácido hialurónico.

La osteopontina también ha demostrado recientemente ser un marcador del mesotelioma maligno. Estos marcadores pueden tener un papel importante en los análisis para mejorar la especificidad y sensibilidad de las mediciones de SMRP.

El análisis de espectrometría de masas de las proteínas séricas, los análisis serológicos para identificar antígenos para las proteínas del mesotelioma maligno , y la serie de análisis de expresión génica, son algunas de las técnicas que actualmente se utilizan para identificar otros marcadores potencialmente útiles.

Los pacientes con mesotelioma maligno, especialmente aquellos con enfermedad avanzada, a menudo tienen características inespecíficas como la anemia de la enfermedad maligna: trombocitosis, velocidad de sedimentación elevada, y niveles altos gamma globulina. Los resultados anormales de las pruebas de función hepática y la hipoalbuminemia ocurren a menudo con el progreso de la enfermedad y contribuyen al marcado edema periférico.

Las pruebas de función pulmonar

Los pacientes con mesotelioma maligno presentan un patrón restrictivo con aumento de flujo espiratorio. Los cambios en la capacidad vital forzada son una indicación precisa y sorprendentemente sencilla de la progresión o regresión de la enfermedad, siempre y cuando haya cambios en la cantidad de líquido pleural.

Estudios de microarrays de ADN (Raetz, E.A. y col, 2004)

Las técnicas de microarrays permiten medir al mismo tiempo la expresión de miles de genes en una muestra de tumor.

Estos estudios han revelado los patrones de expresión asociados con la génesis y la progresión de algunos tumores.

Estudios preliminares comparativos de 16 tumores con mesotelioma, frente a muestras pleurales normales mostraron una respuesta coordinada sobre la regulación

58

de la expresión de genes asociados con la energía, la traducción de proteínas, y el remodelado del citoesqueleto.

Se realizó un estudio con microarrays diseñado para hacer frente a la difícil situación patológica de la distinción entre adenocarcinoma de pulmón y el mesotelioma pleural maligno, en el que Gordon y colaboradores (*Gordon G.J., y col, 2002*) informaron que esta distinción se podría hacer con un 99 por ciento de exactitud en la medición de la expresión de los niveles de tres pares de genes.

Las mediciones fueron verificadas exhaustivamente por análisis cuantitativo de la reacción en cadena de la polimerasa, y mediante análisis por inmunohistoquímica. Los genes involucrados incluyen los que codifican calretinina y TTF–1, que ya están ampliamente utilizados en el análisis inmunohistoquímico.

FACTORES PRONÓSTICOS Y ESTADIAJE

La mediana de supervivencia de los pacientes con mesotelioma desde el momento del diagnóstico es de 12 meses.

El pronóstico es peor en pacientes de sexo masculino y en pacientes con enfermedad extendida, los malos resultados se deben   (por ejemplo, de acuerdo con Eastern Coperative
Grupo de Oncología o puntuaciones Karnovsky) (*Bruce WS. Y col, 2005*), a la existencia de leucocitosis, anemia, trombocitosis, hallazgos histológicos de patrón sarcomatoide, o de altos niveles de captación en PET.

La expresión de ciertos marcadores bioquímicos (ciclooxigenasa–2 y VEGF), así como la hipermetilación del gen p16INK4a, el aumento de la vascularización, y la presencia de SV40 en el tumor, también indican un peor pronóstico.

CT, MRI, PET, y muchas veces la toracoscopia y mediastinoscopia son útiles en la evaluación preoperatoria, las técnicas utilizadas en cada caso son diferentes según los centros de referencia.

En general, el pronóstico de los pacientes con mesotelioma no es bueno, con una media de supervivencia tras el diagnóstico de 8 a 12 meses y depende en mayor medida de los "factores pre tratamiento" que del efecto de las intervenciones terapéuticas realizadas. (Van Kaiick, G. y col 1999)

Así, The Cancer and Leucemia Group B (Peto J. y col 1999) ha señalado como factores de mal pronóstico los siguientes: LDH mayor de 500 IU/L en líquido pleural, bajo "performance status", dolor torácico, histología no epitelial (sarcomatoide), número de plaquetas mayor de 400.000/µL y edad mayor de 75 años.

Por su parte, The European Organization for Research and Treatment of Cancer (EORTC) (Archer V.E., y col, 1983) ha propuesto los siguientes criterios de mal pronóstico: bajo "performance status", leucocitosis, tipo sarcomatoso y sexo masculino.

AVANCES EN EL TRATAMIENTO:

No existe consenso en la literatura acerca del manejo de los pacientes con mesotelioma pleural maligno, debido en gran parte a la falta de datos que apoyen que una modalidad única de tratamiento o combinación de los mismos ofrezcan una clara mejoría en supervivencia o calidad de vida sobre el tratamiento paliativo (Murayama T, y col 2004).

Tratamiento paliativo

La paliación de los síntomas es el objetivo fundamental del tratamiento del mesotelioma y se debe centrar en los que anteriormente hemos mencionado como los dos síntomas fundamentales: la disnea y el dolor torácico.

Si el paciente presenta líquido pleural, se debe realizar una toracocentesis evacuadora y, si esto le alivia, valorar la realización de pleurodesis química.

Los derrames pleurales recurrentes se controlan mejor mediante la succión cuando es requerido, seguido por la aplicación de talco o pleurodesis quirúrgica.

Hay varios tipos de dolor en pacientes con mesotelioma maligno. La invasión local de la pared torácica provoca dolor somático. La afectación del nervio intercostal o la invasión vertebral causa dolor neuropático. La invasión orgánica es una de las causas del dolor visceral más difuso.

El control del dolor puede ser difícil. Los opiáceos deben proporcionar suficiente alivio del dolor durante el tiempo de la acción de la drogas (4 horas en morfina líquida y 12 horas para morfina de liberación sostenida), sin innecesarios efectos secundarios.

El dolor somático suele responder a un fármaco antiinflamatorio que se administra en adición a un opiáceo.

El dolor neuropático requiere la adición de un anticonvulsivo, como la carbamazepina o valproato sódico.

Algunos pacientes requieren de procedimientos para el alivio del dolor, como la analgesia intratecal o bloqueo neural.

La disnea debido a la acumulación de líquido o colapso de los pulmones por el tumor es común. En estos casos los opiáceos son útiles después de intentar revertir o solucionar las causas reversibles de la disnea, tales como la acumulación de líquido y la anemia.

Los factores psicosociales son importantes a la hora de diseñar la estrategia de la paliación en el mesotelioma maligno.

Cirugía

Existen tres procedimientos quirúrgicos que han sido utilizados en el tratamiento del mesotelioma:

- toracoscopia con pleurodesis
- pleurectomía/decorticación
- neumonectomía extrapleural.

En cuanto a la primera de ellas, una revisión reciente (Takahashi K. y col, 2004) ha concluido que el talco es el mejor agente esclerosante y la videotoracoscopia el mejor procedimiento para llevarla a cabo.

Respecto a los otros dos, una revisión sistemática (Ault JG. Y col 1995) ha sido muy crítica con los estudios en que se basa su utilización al carecer de grupo control y basar su mejor supervivencia en la elección previa a la cirugía de casos favorables, o en los que se prevé un mejor pronóstico.

Realizadas con intención curativa, ninguna parece ofrecer una mejoría significativa de la supervivencia.

La Cirugía citorreductora se utiliza en algunos centros

Quimioterapia

El mesotelioma pleural es una neoplasia con baja respuesta a la quimioterapia.

Berghmans y col (Berghmans, 1999) han realizado una revisión sistemática, siendo el cisplatino el agente aislado más activo y la combinación con doxorrubicina la que aportaba más alta tasa de respuesta. Pemetrexed es un nuevo agente antifolato estudiado en fase III junto con cisplatino versus cisplatino solo, con datos favorables en cuanto a la supervivencia media para la combinación y retraso en el tiempo de progresión de la enfermedad.

Hasta hace poco, todas las revisiones de la quimioterapia para el mesotelioma maligno han reportado bajas tasas de respuesta (normalmente menos de 15 a 20 por ciento). Sin embargo, una serie de estudios multicéntricos están en marcha, y varios regímenes terapéuticos nuevos parecen ser útiles.

Pemetrexed es un potente inhibidor de una serie de proteínas, incluyendo la timidilato sintasa y la dihidrofolatoreductasa, los cuales son necesarios para La síntesis de ADN.

En un estudio multicéntrico de fase 3 con 448 pacientes, aquellos tratados con pemetrexed–cisplatino tuvieron una supervivencia media global más larga (12,1 meses) que aquellos tratados con cisplatino solo (9,3 meses) y tuvo una tasa de respuesta objetiva
(reducción del tumor por lo menos en el 50 por ciento) de 41 por ciento. El tratamiento con gemcitabina, un "falso nucleótido" que se incorpora al ADN, además de cisplatino ha dado resultado en las tasas de respuesta objetiva del 48 por ciento y 33 por ciento respectivamente en dos estudios, así como una mejora de los síntomas y de la calidad de vida (Berghmans T. , 2002. Volgelzang N.J., 2003).

Los beneficios del Imatinib (Gleevec) y Gefitinib (Iressa) son bloquear los factores de crecimiento derivado de plaquetas y el factor de crecimiento epidérmico y las vías de señalización, respectivamente. Ambas vías están activas en el mesotelioma maligno.
Los primeros estudios del tratamiento del mesotelioma con estos compuestos, sin embargo, no han dado convincentes evidencias de una adecuada respuesta. (Bruce W.S., 2004)

Radioterapia

El mesotelioma responde a la radioterapia, pero dada su extensión en el momento del diagnóstico los campos de tratamiento son amplios, lo que dificulta su aplicación sin importantes riesgos para las estructuras colindantes.

Se han apuntado tres posibles utilidades de la misma en el manejo del mesotelioma:

- Como profilaxis de "siembra tumoral" tras la realización de biopsias o colocación de drenajes.
- Como tratamiento paliativo del dolor.
- Como adyuvante a la neumonectomía extrapleural formando parte de un plan de tratamiento multidisciplinario.

La radioterapia local dirigida a los sitios de la cirugía impide la siembra del tumor y pueden brindar alivio paliativo de los síntomas somáticos de la pared torácica, como el dolor costal.

La naturaleza difusa del tumor, que a menudo cubre la mayor parte de los pulmones y las fisuras interlobulares, es la principal limitación a la radioterapia. Sin embargo, aun cuando el pulmón no está tan afectado la radioterapia es de limitada efectividad.

El método más exitoso es el fraccionamiento de intensidad de radioterapia modulada, utilizada después de la resección quirúrgica radical del mesotelioma. Este enfoque de control local se utiliza en pacientes con recurrencia, pero muchos mueren, no obstante de enfermedad metastásica.

El uso de coloides radioactivos y otras formas de braquiterapia en la cavidad pleural o peritoneal también ha sido probado, pero los resultados han sido decepcionantes.

Nuevas terapias

Ranpirnase es una ribonucleasa estudiada en ensayos fase II y III que parece ofrecer mayor eficacia que la doxorrubicina en pacientes seleccionados, siendo necesarios aún más estudios para avalar su utilización (Vogelzang N, y col 2000).

Ensayos de interferón alfa, interleucina–2 intrapleural, y factor estimulante de colonias de macrófagos intratumoral han mostrado una buena respuesta del tumor, pero que nada garantiza el uso generalizado de estos agentes (Parra HS, y col. 2001)

El interferón α–2b ha sido evaluado en estudios fase II en combinación con cisplatino y doxorrubicina con respuesta del 29% y una media de supervivencia de 9,3 meses (Parra HS, y col. 2001)

Se está estudiando la posibilidad de vacunación contra el SV–40, inhibidores del factor de crecimiento vascular endotelial así como de la COX–2.

Tanto los estudios en animales y ensayos clínicos de inmunoterapias sugieren que el mesotelioma maligno es sensibles a la misma.

En un pequeño estudio, seis pacientes con mesotelioma maligno resistente al tratamiento, recibieron inyecciones intratumorales de un vector de la vacuna que contiene el trasgén de la interleucina–2, en un intento de modular la respuesta inmune. (Mukherejee S, y col 2000).

Este tratamiento induce una reacción linfocítica infiltrante y persistente sorprendente, aunque de bajo nivel.

La terapia con "genes suicidas", consiste en administrar un vector viral, que codifica la timidín quinasa, lo que hace que las células sean sensibles al fármaco ganciclovir, por la conversión de la medicamento a un metabolito tóxico. Esta terapia también ha inducido algunas respuestas en los pacientes con mesotelioma maligno. (Sterman DH, y col 1998).

En la terapia fotodinámica, la luz actúa produciendo sensibilización a algunos fármacos para generar radicales libres que inducen necrosis celular. Este tratamiento es intensivo. Induce citorreducción en el mesotelioma maligno, aunque no se ha asociado con respuestas a largo plazo. (Schouwink H, y col. 2001).

Se están realizando estudios con agentes anti angiogénicos, cuyo objetivo es bloquear o inhibir la neoformación vascular vía VEGF, como la talidomida, bevacizumab,

BAY43–9006, y PTK787; así como otros agentes que bloquean vías específicas del mesotelioma, incluyendo as histonasdeacetilasa, inhibidor superoylanilide hidroxámicoacid.

También se han utilizado inhibidores del proteosoma, otras histonasdeacetilasas, y otros antagonistas de VEGF, como los anticuerpos monoclonales antimesotelina marcados con toxinas.

Estudios recientes realizados en modelos animales indican que el mesotelioma maligno avanzado se puede curar en la mayoría de los casos en que un agente inductor de la apoptosis (por ejemplo, la gemcitabina) se combina con un enfoque de inmunoterapia que se dirige a la células presentadoras de antígenos (por ejemplo, el uso de anticuerpos dirigidos a la molécula CD40). (*Nowak AK, y col, 2003*).

Estos agentes también son sinérgicos con agonistas TRAIL en las células del mesotelioma.

OBJETIVOS:

General:

Nos planteamos como objetivo general el estudiar la evolución de la incidencia de este tumor en nuestro medio, dado que existe un estudio acumulativo de 25 años previos, y elaborar unas directrices prácticas para el diagnóstico patológico de esta entidad así como para establecer el diagnóstico diferencial con otras entidades frecuentes en personas con exposición al asbesto y con las que se puede llegar a confundir.

Específicos:

- Estudiar la incidencia de las enfermedades producidas por el Asbesto en la comarca de Cartagena, con especial relevancia al Mesotelioma Maligno, así como las características de los pacientes afectados.

- Conocer la epidemiología analítica de las variables sobre el mesotelioma maligno, y sobre otras patologías relacionadas con el asbesto.

- Objetivar el aumento de incidencia de esta patología, tal y como se postula en la bibliografía existente al respecto, así como realizar el análisis de la supervivencia de los pacientes afectos de este grupo de patologías.

- Estudiar la evolución de esta patología en los últimos 42 meses, respecto a los datos obtenidos en el *Boletín epidemiológico de la Región de Murcia*, donde se evalúa la incidencia de esta patología en los últimos 25 años.

- Planteamiento de un protocolo diagnóstico acorde con el incremento de la incidencia de esta patología.

MATERIAL Y MÉTODOS:

- Estudio observacional prospectivo (período de tiempo comprendido entre Enero de 2008 y Junio de 2011) de los pacientes diagnosticados de Mesotelioma Maligno, Asbestosis y otras patologías pleurales relacionadas con el Asbesto, en el Área 2 del Servicio Murciano de Salud, que comprende la Comarca del Campo de Cartagena (población estable estimada: 300000 personas según datos del SMS), incluyendo los hospitales: Santa María del Rosell, Hospital Naval de Mediterráneo, y Hospital General Universitario Santa Lucía, de Cartagena. Así como estudio de otras patologías tumorales existentes en pacientes que ha tenido relación con el Asbesto, y cuyo diagnóstico ha planteado problemas diferenciales.

- Se obtienen los pacientes de la base de datos del Servicio de Anatomía Patológica, registrándose variables demográficas (edad, género), ambientales (exposición previa al asbesto), ocupacionales, patología concomitante, hábito tabáquico, diagnóstico de sospecha, diagnóstico por imagen, y diagnóstico de confirmación (citología, punción aspiración con aguja fina, biopsia, y autopsia), y de la base de historias clínicas de área de salud (SELENE).

- Se comparan los datos y resultados obtenido con los publicados en el Boletín Epidemiológico de la Región de Murcia, (volumen 30. Número 730. Julio 2010), que recoge los pacientes diagnosticados de Mesotelioma Maligno en dicha región entre los años 1983–2007.

TRATAMIENTO ESTADÍSTICO:

El análisis de los datos se llevó a cabo con el software estadístico del programa SPSS para Windows versión 15.0 (Statistical Package for the Social Sciences, SPSS).

Estadística descriptiva:
Se realiza la descripción de nuestra población a través de las diferentes variables, mediante tablas y gráficas de frecuencias y porcentajes.

Estadística analítica:

Las relaciones entre las variables se analizaron mediante la prueba de χ^2 de Pearson o la T de Student (según fuesen variables cualitativas o cuantitativas). Se consideró significación estadística a nivel de $p < 0.05$.

Análisis de supervivencia:

La supervivencia se analizó mediante el método de Kaplan–Meier (estimador no paramétrico de la función de supervivencia). El nivel de significación utilizado fue de $p < 0.05$.

RESULTADOS:

ESTADÍSTICA DESCRIPTIVA:

En primer lugar analizamos por una parte aquellos casos diagnosticados de Mesotelioma. Como criterios de inclusión sólo se ha considerado el diagnóstico final de Mesotelioma Maligno tanto en la base de datos del servicio de Anatomía Patológica, como en la de historias clínicas.

EDAD:

		Frecuencia	Porcentaje	Porcentaje válido	Porcentaje acumulado
Válidos	54	1	3,7	3,7	3,7
	57	2	7,4	7,4	11,1
	58	1	3,7	3,7	14,8
	61	2	7,4	7,4	22,2
	63	2	7,4	7,4	29,6
	66	4	14,8	14,8	44,4
	67	1	3,7	3,7	48,1
	70	1	3,7	3,7	51,9
	71	1	3,7	3,7	55,6
	72	1	3,7	3,7	59,3
	74	2	7,4	7,4	66,7
	76	2	7,4	7,4	74,1
	78	1	3,7	3,7	77,8
	79	1	3,7	3,7	81,5
	80	1	3,7	3,7	85,2
	84	1	3,7	3,7	88,9
	85	1	3,7	3,7	92,6
	87	1	3,7	3,7	96,3
	88	1	3,7	3,7	100,0
	Total	27	100,0	100,0	

La edad media en nuestro grupo es de 70 años, con una desviación típica de 47.

Nº de Pacientes

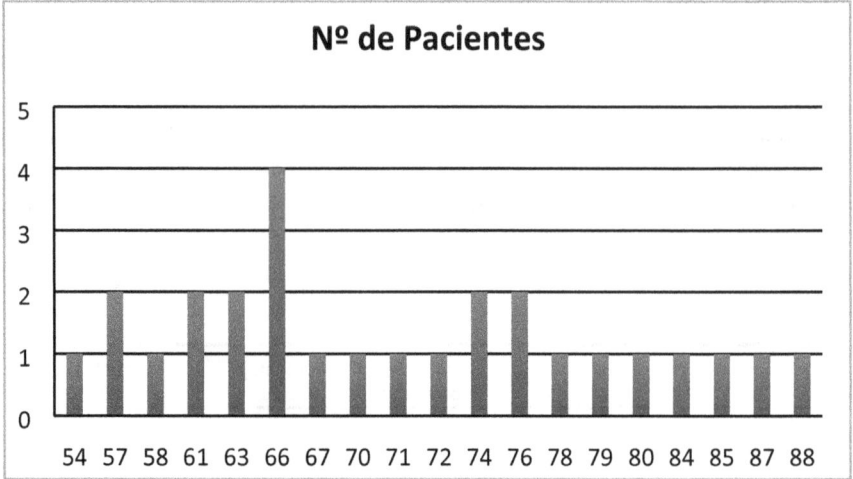

	Frecuencia	Porcentaje	Porcentaje válido	Porcentaje acumulado
Válidos < 70	14	51,9	51,9	51,9
> 70	13	48,1	48,1	100,0
Total	27	100,0	100,0	

Del total de pacientes con mesotelioma, un 51.9% se encuentran por debajo de los 70 años, mientras que un 48% se encuentran por encima de los 70 años.

	GÉNERO		
	VARÓN	MUJER	Total
Grupo edad < 70	14	0	14
> 70	10	3	13
Total	24	3	27

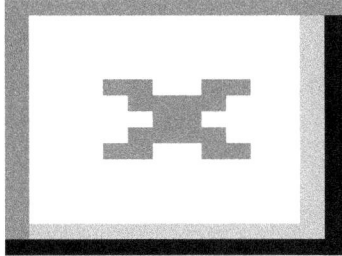

En la distribución por género, se observa cómo el 100 % de las mujeres diagnosticadas de mesotelioma, se encuentran por encima de la media de edad estimada en nuestro estudio, siendo esta diferencia estadísticamente significativa ($p < 0.05$).

GÉNERO:

		Frecuencia	Porcentaje	Porcentaje válido	Porcentaje acumulado
Válidos	VARÓN	24	88,9	88,9	88,9
	MUJER	3	11,1	11,1	100,0
	Total	27	100,0	100,0	

En cuanto al género, el 88.9% (24) de los mesoteliomas se diagnostican en varones, frente al 11.1% (3) que se diagnostican en mujeres.

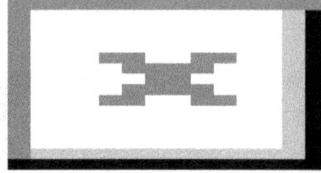

EXPOSICIÓN:

		Frecuencia	Porcentaje	Porcentaje válido	Porcentaje acumulado
Válidos	NO	6	22,2	22,2	22,2
	SI	18	66,7	66,7	88,9
	INDIRECTA	3	11,1	11,1	100,0
	Total	27	100,0	100,0	

En lo relativo a la exposición al asbesto, en nuestra serie se observó que un 66% de los pacientes con mesotelioma habían tenido exposición al asbesto, frente a un 22.2% de pacientes diagnosticados de mesotelioma **sin exposición conocida al asbesto.**

No se ha podido evaluar si estos pacientes (n= 6) en los que no se ha observado exposición reúnen algún criterio poblacional, laboral, o ambiental que explique la presentación de éste tumor en ausencia de una relación establecida con el amianto.

Al enfrentar la exposición conocida al asbesto con el sexo del paciente según el subgrupo de edad al que pertenecen (mayor o menor de 70 años) se observan que existen diferencias estadísticamente significativas (p= 0.041), siendo más frecuente en varones menores de 70 años.

EXPOSICIÓN LABORAL:

		Frecuencia	Porcentaje	Porcentaje válido	Porcentaje acumulado
Válidos	ASTILLEROS	13	48,1	48,1	48,1
	REFINERÍA	6	22,2	22,2	70,4
	AMA DE CASA	3	11,1	11,1	81,5
	OTROS	5	18,5	18,5	100,0
	Total	27	100,0	100,0	

El 48% de los pacientes diagnosticados de Mesotelioma trabajaron en los Astilleros durante largos periodos de tiempo previos a la aparición de la enfermedad, tanto en el desguace, como soldadores, montadores...etc. Un 22.2% de los pacientes trabajaron en Refinería, como montadores de tuberías, soldadores, etc. El 18.5% realizaron labores que no suponían un contacto directo con asbesto, aunque sí de manera indirecta, o ambiental, por realizar labores en el entorno de astilleros, y refinerías.

ANTECEDENTES PERSONALES:

		Frecuencia	Porcentaje	Porcentaje válido	Porcentaje acumulado
Válidos	RESPIRATORIO	4	14,8	14,8	14,8
	CARDIOVASCULARES	17	63,0	63,0	77,8
	NINGUNO	5	18,5	18,5	96,3
	INMUNODEPR	1	3,7	3,7	100,0
	Total	27	100,0	100,0	

El 63% de los pacientes diagnosticados de mesotelioma presentaban antecedentes de enfermedades cardiovasculares, tipo Hipertensión Arterial, Diabetes Mellitus, antecedentes de Infarto Agudo de miocardio, valvulopatías, etc. No se ha encontrado en la literatura correlación entre el padecimiento de mesotelioma y estas patologías.

Un 14.8% de los pacientes presentaron antecedentes Respiratorios, tipo EPOC, Apnea Obstructiva del sueño, y distintos tipos de insuficiencias respiratorias, en estos casos, sí puede existir asociación entre el padecimiento de clínica respiratoria, probablemente como consecuencia de la exposición prolongada al Asbesto y el padecimiento de mesotelioma.

ANTECEDENTES TUMORALES:

		Frecuencia	Porcentaje	Porcentaje válido	Porcentaje acumulado
Válidos	NINGUNA	24	88,9	88,9	88,9
	DERMATOLÓGICAS	1	3,7	3,7	92,6
	HEMATOLÓGICA	2	7,4	7,4	100,0
	Total	27	100,0	100,0	

El 7.4 % de los pacientes diagnosticados de Mesotelioma contaban entre sus antecedentes con el padecimiento de neoplasias de origen hematológico. No se ha observado en la literatura correlación entre el padecimiento de tumores de otra localización y la existencia de mesotelioma. Si bien es cierto, que la exposición ambiental a distintas sustancias es un factor cooperante en el padecimiento de neoplasias, como ocurre con las hematológicas, uroteliales, y pulmonares entre otras.

74

CLÍNICA DE PRESENTACIÓN:

		Frecuencia	Porcentaje	Porcentaje válido	Porcentaje acumulado
Válidos	DERRAME PLEURAL	3	11,1	11,1	11,1
	DOLOR TORÁCICO	1	3,7	3,7	14,8
	DISNEA	11	40,7	40,7	55,6
	NEUMONÍA	4	14,8	14,8	70,4
	OTROS	1	3,7	3,7	74,1
	Sd CONSTITUCIONAL	7	25,9	25,9	100,0
	Total	27	100,0	100,0	

El 40.7% de los pacientes presentaron clínica de disnea de nueva aparición, o empeoramiento de su disnea habitual en el momento del diagnóstico, lo que motivó su asistencia el hospital, y por lo tanto, fue durante el transcurso del estudio de este síntoma cuando se realizó el diagnóstico de esta neoplasia.

Un 25.9% de los pacientes presentaron un cuadro constitucional, con astenia, anorexia y pérdida de peso entre otros síntomas en el momento del diagnóstico.

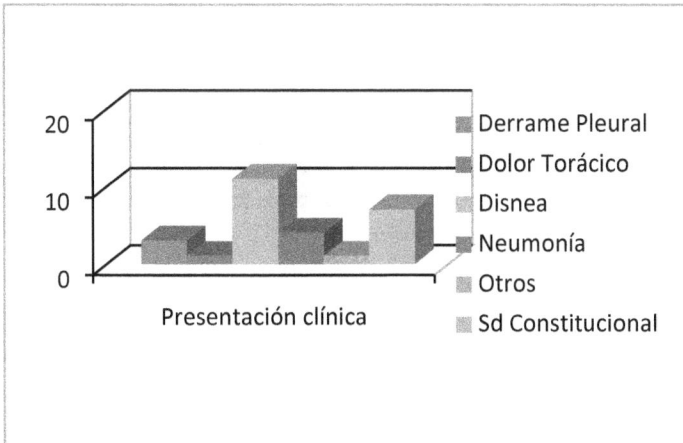

75

DIAGNÓSTICO POR IMAGEN:

		Frecuencia	Porcentaje	Porcentaje válido	Porcentaje acumulado
Válidos	ENGROSAMIENTO PLEURAL	7	25,9	25,9	25,9
	PLACAS PLEURALES	6	22,2	22,2	48,1
	MASA PLEURAL–PULM–MEDIASTÍNICA	5	18,5	18,5	66,7
	DERRAME PLEURAL	9	33,3	33,3	100,0
	Total	27	100,0	100,0	

El 33.3% de los pacientes presentaron derrame pleural en las pruebas de imagen realizadas (en nuestra serie se ha considerado como prueba de imagen la radiografía de tórax, dado que esta prueba es realizada como primera prueba de rutina ante las sintomatologías descritas). Hemos de aclarar la aparente contradicción con los datos reflejados en la tabla que hace referencia a la clínica de presentación, en la únicamente 3 pacientes acudieron al Hospital por una clínica relacionada con derrame pleural, siendo éste, asintomático en el resto de los pacientes, en los que se manifestó como hallazgo radiológico.

DIAGNÓSTICO ANATOMOPATOLÓGICO:

		Frecuencia	Porcentaje	Porcentaje válido	Porcentaje acumulado
Válidos	MESOTELIOMA EPITELIOIDE	24	88,9	88,9	88,9
	MESOTELIOMA SARCOMATOIDE	3	11,1	11,1	100,0
	Total	27	100,0	100,0	

En nuestra serie el 88.9 % de los casos se diagnosticaron como Mesoteliomas de tipo Epitelioide, y un 11.1% (3 casos) fueron diagnosticados de Mesotelioma de tipo Sarcomatoide, dentro de estos, sólo hubo un caso de Mesotelioma Bifásico, que se ha incluido dentro de los Sarcomatoides por ajustes estadísticos.

Se ha desestimado un caso de Mesotelioma Benigno Multiquístico Peritoneal, por no cumplir el resto de criterios de inclusión dentro de este estudio.

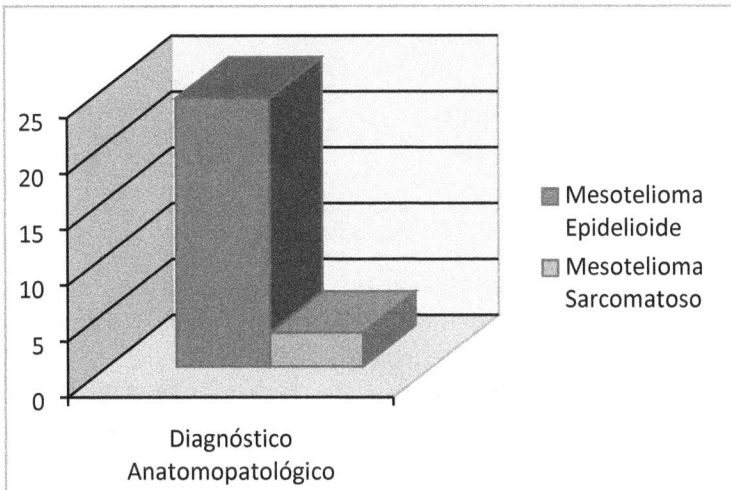

77

LOCALIZACIÓN TUMORAL:

		Frecuencia	Porcentaje	Porcentaje válido	Porcentaje acumulado
Válidos	PLEURAL	23	85,2	85,2	85,2
	PERITONEAL	4	14,8	14,8	100,0
	Total	27	100,0	100,0	

El 85.2 % de los mesoteliomas diagnosticados fueron de localización pleural frente al 14.8% de los casos, de localización peritoneal.

TÉCNICA DE DIAGNÓSTICO:

		Frecuencia	Porcentaje	Porcentaje válido	Porcentaje acumulado
Válidos	PUNCIÓN	3	11,1	11,1	11,1
	CITOLOGÍA	1	3,7	3,7	14,8
	BIOPSIA CIEGA	13	48,1	48,1	63,0
	BIOPSIA QX	9	33,3	33,3	96,3
	NECROPSIA	1	3,7	3,7	100,0
	Total	27	100,0	100,0	

BIOPSIA QX= Biopsia Quirúrgica

El 48.1% de los casos fueron diagnosticados mediante biopsia pleural ciega, realizada en nuestro hospital. Un 33.3% de los casos necesitaron la realización de biopsia quirúrgica en otro centro para confirmar un diagnóstico de sospecha.

Uno de los casos se diagnosticó en el momento de la necropsia. Cuatro casos se diagnosticaron mediante técnicas de citología y punción, en las cuales se obtuvo material suficiente para poder realizar la batería de marcadores inmunohistoquímicos para confirmar el diagnóstico.

TRATAMIENTO:

		Frecuencia	Porcentaje	Porcentaje válido	Porcentaje acumulado
Válidos	PALIATIVO	6	22,2	22,2	22,2
	QT	17	63,0	63,0	85,2
	COMBINADO	4	14,8	14,8	100,0
	Total	27	100,0	100,0	

El 63% de los pacientes recibieron tratamiento quimioterápico frente al 22.2% que recibieron tratamiento combinado (Quimioterapia combinada con Cirugía).

EXITUS:

		Frecuencia	Porcentaje	Porcentaje válido	Porcentaje acumulado
Válidos	NO	7	25,9	25,9	25,9
	SI	20	74,1	74,1	100,0
	Total	27	100,0	100,0	

El 74.1% de los pacientes han fallecido en el momento de cierre del estudio (Junio 2011), un 25.9% de los mismos (7 casos), aún continúan vivos. No obstante hay que destacar que algunos de los pacientes que continúan con vida y que forman parte de la categoría NO EXITUS han sido diagnosticados en el mismo mes de cierre del estudio o pocos meses antes.

En segundo lugar analizaremos el grupo completo de pacientes, añadiéndoles aquellos que como criterio de inclusión hayan presentado exposición al asbesto, independientemente del diagnóstico final de los mismos.

		Frecuencia	Porcentaje	Porcentaje válido	Porcentaje acumulado
Válidos	VARÓN	43	91,5	91,5	91,5
	MUJER	4	8,5	8,5	100,0
	Total	47	100,0	100,0	

En este caso contamos con un total de 47 pacientes, de los cuales 43 son varones y 4 mujeres.

EXPOSICIÓN AL ASBESTO:

		Frecuencia	Porcentaje	Porcentaje válido	Porcentaje acumulado
Válidos	NO	6	12,8	12,8	12,8
	SI	33	70,2	70,2	83,0
	INDIRECTA	8	17,0	17,0	100,0
	Total	47	100,0	100,0	

De estos pacientes, un 70.2% han presentado exposición más o menos prolongada al Asbesto o sus derivados, mientras que el 12.8% (6 pacientes), no han tenido contacto con dicho material (los 6 casos, son los mencionados anteriormente con diagnóstico de Mesotelioma Maligno sin exposición conocida al asbesto).

RELACIÓN LABORAL:

		Frecuencia	Porcentaje	Porcentaje válido	Porcentaje acumulado
Válidos	ASTILLEROS	25	53,2	53,2	53,2
	QUÍMICA	1	2,1	2,1	55,3
	REFINERÍA	10	21,3	21,3	76,6
	AMA DE CASA	3	6,4	6,4	83,0
	OTROS	8	17,0	17,0	100,0
	Total	47	100,0	100,0	

El 53.2% de los pacientes habían trabajado durante tiempo prolongado en Astilleros, un 21.3 % en Refinerías, y un 17% realizaron otros trabajos, entre los que se encuentran

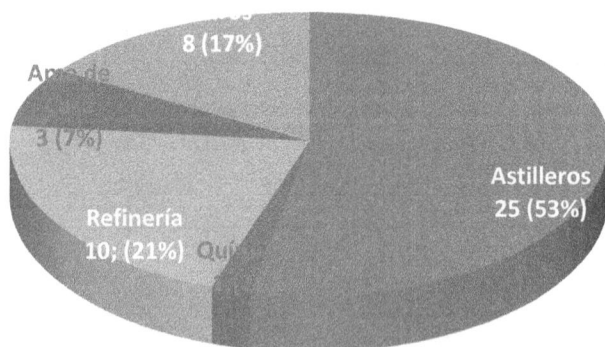

80

electricistas, oficinistas, ingenieros, carpinteros, etc., algunos con exposición directa reconocida de tiempo variable y, otros que consideran su exposición como ambiental o cuya clínica o diagnóstico es de mesotelioma y no existen antecedentes conocidos de exposición previa al asbesto.

Mesoteliomas Malignos y ocupación laboral

HABITO TABÁQICO:

		Frecuencia	Porcentaje	Porcentaje válido	Porcentaje acumulado
Válidos	NO	10	21,3	21,3	21,3
	SI	37	78,7	78,7	100,0
	Total	47	100,0	100,0	

El 78.7% de los pacientes del estudio eran o habían sido fumadores.

PATOLOGÍA CONCOMITANTE:

		Frecuencia	Porcentaje	Porcentaje válido	Porcentaje acumulado
Válidos	RESPIRATORIO	9	19,1	19,1	19,1
	CARDIOVASCULARES	26	55,3	55,3	74,5
	NINGUNO	10	21,3	21,3	95,7
	INMUNODEPR	2	4,3	4,3	100,0
	Total	47	100,0	100,0	

El 55.3% de los pacientes padecía de enfermedades cardiovasculares, mientras que un 19.1% tenían alteraciones de origen respiratorio, un 21.3% de los pacientes no había padecido enfermedades previas al diagnóstico.

PATOLOGÍA NEOPLÁSICA:

		Frecuenci a	Porcentaj e	Porcentaje válido	Porcentaje acumulado
Válidos	NINGUNA	40	85,1	85,1	85,1
	GASTROINTESTINA L	1	2,1	2,1	87,2
	GENITOURINARIO	1	2,1	2,1	89,4
	DERMATOLÓGICAS	2	4,3	4,3	93,6
	HEMATOLÓGICA	3	6,4	6,4	100,0
	Total	47	100,0	100,0	

El 85% de los pacientes no presentaba ningún antecedente neoplásico asociado a las patologías de nuestro estudio. Un 6.4% de los pacientes estaban en seguimiento por neoplasias de origen hematológico, y un 4.3% habían sido sometidos a intervenciones quirúrgicas por neoplasias cutáneas.

DEBUT CLÍNICO:

		Frecuenci a	Porcentaj e	Porcentaje válido	Porcentaje acumulado
Válidos	DERRAME PLEURAL	4	8,5	8,5	8,5
	DOLOR TORÁCICO	2	4,3	4,3	12,8
	DISNEA	17	36,2	36,2	48,9
	NEUMONÍA	8	17,0	17,0	66,0
	OTROS	4	8,5	8,5	74,5
	Sd CONSTITUCIONAL	12	25,5	25,5	100,0
	Total	47	100,0	100,0	

Un 36.2 % de los pacientes debutaron con clínica de disnea, o empeoramiento de la disnea preexistente, mientras que un 25.5% de los casos lo hicieron con un cuadro constitucional de pérdida de peso, astenia, anorexia, anemia... etc.

DIAGNÓSTICO POR IMAGEN:

		Frecuencia	Porcentaje	Porcentaje válido	Porcentaje acumulado
Válidos	ENGROSAMIENTO PLEURAL	15	31,9	31,9	31,9
	PLACAS PLEURALES	9	19,1	19,1	51,1
	MASA PLEURAL–PULM–MEDIASTÍNICA	6	12,8	12,8	63,8
	DERRAME PLEURAL	17	36,2	36,2	100,0
	Total	47	100,0	100,0	

El 36.2% de los pacientes presentaron Derrame Pleural (*) en las pruebas de imagen realizadas, mientras el 31.9% presentaba engrosamiento pleural.

(*) Sigue siendo válida la observación que se hizo en lo referente a la presencia de derrame pleural como clínica de presentación y la existencia de derrame pleural como hallazgo radiológico.

DIAGNÓSTICO ANATOMOPATOLÓGICO:

		Frecuencia	Porcentaje	Porcentaje válido	Porcentaje acumulado
Válidos	MESOTELIOMA EPITELIOIDE	24	51,1	51,1	51,1
	MESOTELIOMA SARCOMATOIDE	3	6,4	6,4	57,4
	CARCINOMA EPIDERMOIDE	1	2,1	2,1	59,6
	ADENOCARCINOMA	7	14,9	14,9	74,5
	TUMOR MICROCÍTICO	4	8,5	8,5	83,0
	NEUMOPATÍA INTERSTICIAL	3	6,4	6,4	89,4
	HIPERPLASIA MESOTELIAL	4	8,5	8,5	97,9
	OTROS	1	2,1	2,1	100,0
	Total	47	100,0	100,0	

En los pacientes incluidos en el estudio, el 51.1% presentaron Mesotelioma Maligno de tipo Epitelioide, frente al 6.4% que presentaron Mesotelioma Maligno sarcomatoide.
Siete pacientes (n=7), con antecedentes de exposición al asbesto fueron diagnosticados de adenocarcinoma Pulmonar con extensión a Pleura, Cuatro (n=4) de Carcinoma Microcítico, y Uno (n=1) de Carcinoma Epidermoide.
Tres pacientes (n= 3) presentaron una Neumopatía Intersticial (Asbestosis), derivada de la exposición ambiental, y Cuatro (n=4) una Hiperlasia mesotelial con y sin atipias.

LOCALIZACIÓN:

		Frecuencia	Porcentaje	Porcentaje válido	Porcentaje acumulado
Válidos	PLEURAL	42	89,4	89,4	89,4
	PERITONEAL	4	8,5	8,5	97,9
	OTROS	1	2,1	2,1	100,0
	Total	47	100,0	100,0	

El 89.4 % de las patologías descritas eran pleurales, mientras que el 8.5% eran de localización peritoneal. Sólo un paciente tenía un cuadro diseminado en el momento del diagnóstico.

TÉCNICA DE OBTENCIÓN DE LA MUESTRA:

		Frecuencia	Porcentaje	Porcentaje válido	Porcentaje acumulado
Válidos	PUNCIÓN	6	12,8	12,8	12,8
	CITOLOGÍA	4	8,5	8,5	21,3
	BIOPSIA CIEGA	23	48,9	48,9	70,2
	BIOPSIA QX	9	19,1	19,1	89,4
	NECROPSIA	5	10,6	10,6	100,0
	Total	47	100,0	100,0	

BIOPSIA QX= Biopsia Quirúrgica

El 48.9 % fueron diagnosticados mediante biopsia ciega, (pleural o peritoneal), el 19.1% fueron diagnosticados mediante biopsia quirúrgica, y un 10.6% de los casos (5 pacientes) fueron diagnosticados en Necropsia.

TRATAMIENTO:

		Frecuencia	Porcentaje	Porcentaje válido	Porcentaje acumulado
Válidos		1	2,1	2,1	2,1
	PALIATIVO	11	23,4	23,4	25,5
	QT	22	46,8	46,8	72,3
	COMBINADO	4	8,5	8,5	80,9
	SEGUIMIENTO	9	19,1	19,1	100,0
	Total	47	100,0	100,0	

El 46.8% de los pacientes han recibido tratamiento a base de Quimioterapia, un 23.4% de los pacientes recibieron tratamiento paliativo, bien por su edad y características físicas o bien por lo avanzado del proceso neoplásico.

Un 19.1% de los pacientes, (9 casos), continúan en seguimiento al no precisar tratamiento específico. Estos casos, corresponden a los diagnosticados de patología pleural no tumoral relacionada con la exposición al asbesto, que continúan seguimiento y control en consulta, donde en las revisiones se les realizan pruebas de imagen, marcadores tumorales, y control de la función respiratoria entre otros. Los pacientes diagnosticados de mesotelioma recientemente están recibiendo tratamiento actualmente,

El caso excluido en la tabla corresponde a un paciente extranjero que tras el diagnóstico de Adenocarcinoma no ha recibido atención médica de ninguna clase en el área de salud, debido probablemente a su traslado a su país de origen.

EXITUS:

		Frecuencia	Porcentaje	Porcentaje válido	Porcentaje acumulado
Válidos		1	2,1	2,1	2,1
	NO	17	36,2	36,2	38,3
	SI	29	61,7	61,7	100,0
	Total	47	100,0	100,0	

El 61.7% de todos los pacientes están fallecidos en el momento de cerrar el estudio (Junio 2011).

ANÁLISIS COMPARATIVOS:

Mesotelioma Maligno		Frecuencia	Porcentaje	Porcentaje válido	Porcentaje acumulado
Válidos	NO	20	42,6	42,6	42,6
	SI	27	57,4	57,4	100,0
	Total	47	100,0	100,0	

El Mesotelioma Maligno es la patología más frecuente en aquellos pacientes con exposición previa al Asbesto (57.4%).

Patología Principal		Frecuencia	Porcentaje	Porcentaje válido	Porcentaje acumulado
Válidos	MESOTELIOMA	27	57,4	57,4	57,4
	NEOPLASIA PULMONAR	12	25,5	25,5	83,0
	ASBESTOSIS	3	6,4	6,4	89,4
	HIPERPLASIA MESOTELIAL	4	8,5	8,5	97,9
	OTROS	1	2,1	2,1	100,0
	Total	47	100,0	100,0	

El 25.5% de los pacientes del estudio presentaron otro tipo de neoplasia, No se ha podido vincular la existencia de estas neoplasias a la exposición previa al asbesto, aunque, si bien es conocido, que el daño pulmonar repetido provocado por la exposición ambiental hace a estos sujetos "pacientes de riesgo", para el padecimiento de otras neoplasias broncopulmonares y otras patologías pulmonares.

El 8.5%, y el 6.4%, corresponden respectivamente a pacientes con Hiperplasia Mesotelial, y Asbestosis, que continúan en seguimiento en consulta. No existen evidencias de que ambas patologías sean preneoplásicas, pero sí, de que pacientes con daño pleural repetido por el asbesto, y los fenómenos de reparación pleural, son predisponentes al padecimiento de neoplasias mesoteliales.

Edad al diagnóstico		Frecuencia	Porcentaje	Porcentaje válido	Porcentaje acumulado
Válidos	< 72	25	53,2	53,2	53,2
	> 72	22	46,8	46,8	100,0
	Total	47	100,0	100,0	

El 53.2 % de estos pacientes se encontraba por debajo de los 72 años en el momento del diagnóstico.

Si comparamos los grupos de edad, observamos como la mediana de edad es de 72 años, mientras que la media de edad es de 70.23, encontrándose una supervivencia aproximada de 12.13 meses de mediana, y una supervivencia media de 8 meses desde el momento del diagnóstico.

	EDAD	SUPERVIVENCIA MESES
Media	70,33	12,59
Mediana	70,00	8,00
Desv. típ.	9,719	11,382

En cuanto a los meses de supervivencia hay que destacar que en el estudio se acortan los meses de supervivencia de aquellos pacientes diagnosticados en los últimos meses del estudio, que aún permanecen vivos.

Tabla de frecuencia de edades

		Frecuencia	Porcentaje	Porcentaje válido	Porcentaje acumulado
Válidos	54	1	3,7	3,7	3,7
	57	2	7,4	7,4	11,1
	58	1	3,7	3,7	14,8
	61	2	7,4	7,4	22,2
	63	2	7,4	7,4	29,6
	66	4	14,8	14,8	44,4
	67	1	3,7	3,7	48,1
	70	1	3,7	3,7	51,9
	71	1	3,7	3,7	55,6
	72	1	3,7	3,7	59,3
	74	2	7,4	7,4	66,7
	76	2	7,4	7,4	74,1
	78	1	3,7	3,7	77,8
	79	1	3,7	3,7	81,5
	80	1	3,7	3,7	85,2
	84	1	3,7	3,7	88,9
	85	1	3,7	3,7	92,6
	87	1	3,7	3,7	96,3
	88	1	3,7	3,7	100,0
	Total	27	100,0	100,0	

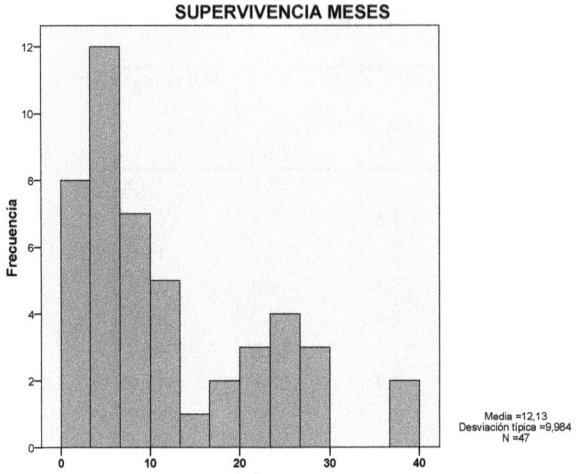

SUPERVIVENCIA MESES

Media =12,13
Desviación típica =9,984
N =47

CURVA   DE   SUPERVIVENCIA   (KAPLAN–MEYER):

Funciones de supervivencia

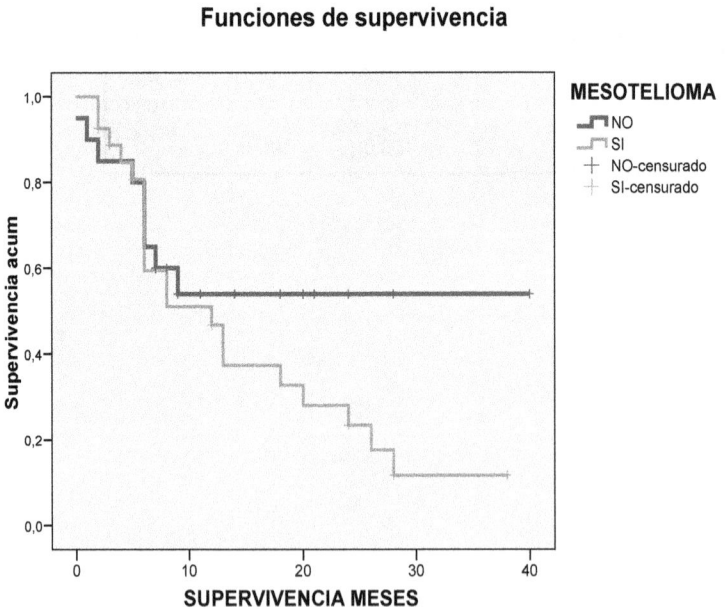

MESOTELIOMA
- NO
- SI
- + NO-censurado
- + SI-censurado

La supervivencia es menor en aquellos pacientes que padecen Mesotelioma Maligno, frente a aquellos pacientes con exposición previa al asbesto, y que padecen otras patologías, sean estas o no neoplásicas.

VALORACIÓN POR AÑOS EN LAS PATOLOGÍAS PULMONARES DESCRITAS:

		Frecuencia	Porcentaje	Porcentaje válido	Porcentaje acumulado
Válidos	2008	14	29,8	29,8	29,8
	2009	8	17,0	17,0	46,8
	2010	18	38,3	38,3	85,1
	2011	7	14,9	14,9	100,0
	Total	47	100,0	100,0	

VALORACIÓN POR AÑOS DE MESOTELIOMA MALIGNO:

		Frecuencia	Porcentaje	Porcentaje válido	Porcentaje acumulado
Válidos	2008	11	40,7	40,7	40,7
	2009	3	11,1	11,1	51,9
	2010	8	29,6	29,6	81,5
	2011*	5	18,5	18,5	100,0
	Total	27	100,0	100,0	

Observamos cómo se diagnostican 6,75 ± 3,55 casos anuales de mesotelioma, con un punto de inflexión en el año 2009 (3 casos diagnosticados), datos de este año en concreto que, no obedecen a nada en particular, sino que se corresponden con la media anual descrita para esta patología en la Región, según el último Boletín Epidemiológico, en el que se establece una incidencia media de 5,7 ± 2,89 nuevos casos/año diagnosticados hasta el año 2007 en toda la región de Murcia.

La tasa de diagnóstico del año 2011 obedece al cierre del estudio en el mes de Junio de éste año, evaluándose por tanto, tan solo 6 meses de incidencia de nuevos diagnósticos.

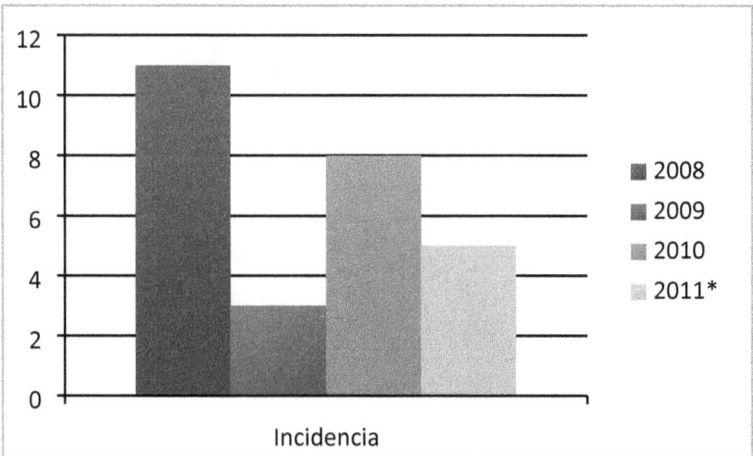

DISCUSIÓN:

COMPARACIÓN DE RESULTADOS CON LOS ESTUDIOS ANTERIORES:

Con la finalidad de monitorizar la Evolución de la incidencia y tendencia del mesotelioma en la Región de Murcia se realizó un análisis de los casos incidentes de mesotelioma maligno en los últimos 25 años de la Región de Murcia. (Índice Artículo: El mesotelioma en la Región de Murcia: Incidencia y tendencia 1983–2007. **Noticias Breves:** – Indicadores de salud 2009 – Plan de salud 2010–2015 **Semanas epidemiológicas EDO:** Semanas 13 a 16 de 2010. **Región de Murcia** Consejería de Sanidad y Consumo Dirección General de Salud Pública.), y se han comparado con los registrados en el Área de salud número 2, (Hospitales Santa María del Rosell, y Santa Lucía) desde el año 2007 hasta la actualidad.

Para la primera parte se han recogido los datos publicados en el BOLETÍN EPIDEMIOLÓGICO DE LA REGIÓN DE MURCIA (volumen 30. Número 730. Julio 2010) cuyos datos a su vez se han obtenido del Registro de Cáncer de la Región de Murcia de todos los nuevos casos diagnosticados de mesotelioma maligno en cualquier localización, ya sea pleural, peritoneal, etc., en hombres y en mujeres, durante el periodo comprendido entre los años 1983 y 2007.

El requisito *"sine qua non"* de su inclusión en el estudio es el de tener su residencia en esta Región cuando se les diagnostica el tumor.

Como comparativa se han recogido los datos de todos aquellos pacientes diagnosticados de mesotelioma maligno, de cualquier localización, tanto en biopsia, punción, citología o autopsia, en la base de datos del Servicio de Anatomía Patológica.

AÑOS 1983–2005:

Se ha considerado caso a todo paciente diagnosticado de mesotelioma maligno con confirmación anatomopatológica, ya que, en caso contrario, siguiendo las normas internacionales de la CIEO–3, se codifica como neoplasia maligna sin otra especificación.

De todos los casos, se han revisado los informes anatomopatológicos, informes de alta, y consultas realizadas en los servicios de oncología y radioterapia.

En aquellos casos en los que faltaban datos o éstos eran insuficientes, se ha acudido a los diferentes hospitales donde los pacientes hubieran estado ingresados, para estudiar la historia hospitalaria y consultar con el Servicio de Anatomía Patológica para aclarar las dudas existentes relativas al diagnóstico.

Los casos en los que el paciente había fallecido y en el Certificado de Defunción figuraba como causa de la muerte mesotelioma maligno (C45) se han revisado buscando la confirmación diagnóstica, de la Región y los municipios de Murcia y Cartagena, distribuidos en grupos de edad de 5 años, desde 0 a 85 y más años.

En la Región de Murcia se han contabilizado, durante los 25 años estudiados, 134 casos de mesotelioma maligno, con una media anual de 5 casos.

Según la localización anatómica: el 84% son tumores pleurales, el 14% tienen localización peritoneal y el 2% corresponden a otras localizaciones.

El 72% de los pacientes son varones.

Morfológicamente, el 40% son mesoteliomas malignos sin otra especificación, el 28% epitelioides, el 10% sarcomatoides y el resto corresponde a otras morfologías no especificadas.

Por localización geográfica hay dos Municipios que destacan con mayor incidencia: en primer lugar, por mayor número, está Cartagena con 63 casos en total, de los cuales 49 se presentaron en hombres y 14 en mujeres.

Los mesoteliomas malignos se han diagnosticado a partir de los 30 años, alcanzando la máxima incidencia entre 60 a 69 años.

En la Región de Murcia, las tasas ajustadas a la población europea, para los hombres han pasado de 0,19 en el primer quinquenio (1983–1987) a 0,73 en el quinto (2003–2007) y para las mujeres cambian de 0,21 en el segundo quinquenio (no hay ningún caso en primero) al 0,48 en el quinto.

Para el Municipio de Cartagena, localidad con la máxima incidencia en la región murciana, encontramos para hombres unas tasas ajustadas a la población europea, durante el periodo de 1998–2002 de 3,3 y durante el periodo de 2003–2007 de 2,5; en mujeres pasan de 0,5 en 1998–2002 a 1,30 en 2003–2007 (tabla 2). En el Municipio de Murcia las tasas ajustadas a la población europea son menores que en Cartagena en los dos periodos estudiados.

Tabla 1. Mesotelioma Maligno. Casos y tasas de incidencia en la Región de Murcia por sexo y periodo desde 1983 a 2007.

Periodo	Número de casos Hombres	Mujeres	Tasas / 100000 Hombres	Mujeres	*Tasas ajustadas PEE/1000000 Hombres	Mujeres
1983-1987	4	0	0,16	0,00	0,19	0,00
1988-1992	14	5	0,55	0,19	0,59	0,21
1993-1997	23	9	0,85	0,33	0,95	0,29
1998-2002	32	8	1,09	0,27	1,18	0,26
2003-2007	23	16	0,67	0,48	0,73	0,48
Total	96	38	0,68	0,26	0,75	0,27

* PEE: Población europea estándar.

Tabla 2. Tasa ajustada* y RIE en los municipios de Cartagena y Murcia, por periodo y sexo.**

	1998-2002 Tasa ajustada*	RIE**	IC***		2003-2007 Tasa ajustada*	RIE**	IC***	
Cartagena								
Hombre	3,3	276,8	151,2	464,4	2,5	336,4	173,6	587,7
Mujer	0,5	153,5	17,2	554,2	1,3	273,2	109,5	562,9
Murcia								
Hombre	0,9	73,3	29,4	151,0	0,5	74,6	24,0	174,1
Mujer	0,3	119,0	23,9	347,7	0,2	40,2	4,5	145,0

* PEE: Población europea estándar. **RIE: Razón de incidencia estandarizada.
***IC: Intervalo de confianza al 95%

En esta comparativa observamos, cómo, acorde con las cifras publicadas en la literatura, y por la Organización Mundial de la Salud, la tendencia de padecimiento de mesotelioma es ascendente, previéndose la mayor tasa para el año 2015. Observamos un total de 63 casos en 25 años, frente a 27 casos diagnosticados entre Enero de 2008 y Junio de 2011 (42 meses).

Teniendo en cuenta que es un estudio realizado valorando 25 años, observamos como la incidencia acumulada en nuestro estudio es comparativamente mayor, ya que se han diagnosticado 27 casos en 3.5 años (42 meses)(lo que suponen unos 7.7 casos por año, frente a los 63 casos en 25 años (2.52 casos por año).

Los datos totales de nuestro estudio no son del todo comparables a los del Boletín epidemiológico, debido a que este último considera una población global de un millón cuatrocientos mil habitantes (según el último censo), frente a una población de 300.000.

ALGORITMO DIAGNÓSTICO:

Hemos visto a lo largo de la introducción la dificultad que supone el diagnóstico de las patologías pleurales, al igual que el diagnóstico diferencial entre los distintos tipos de mesoteliomas, y con otro tipo de tumores que pueden metastatizar a pleura. Por ello las biopsias, citologías o punciones de lesiones sospechosas de ser un Mesotelioma maligno requieren confirmación de la sospecha diagnóstica mediante técnica inmunohistoquímicas, no sólo para confirmar el diagnóstico de Mesotelioma Maligno, sino también para establecer el diagnóstico diferencial.

Aproximadamente el 75% de los tumores metastásicos en pleura son de naturaleza carcinomatosa, y suelen debutar con derrame pleural. Los tumores que con más frecuencia metastatizan a pleura son en primer lugar los de origen pulmonar (33%), en segundo lugar mama (20.9%), y estómago (7.3%).

Así mismo, casi el 90% de los tumores de pulmón, mama y ovario que desencadenan derrame pleural tumoral lo hacen en el mismo lado de la localización primaria del tumor (ipsilatral) (Rosai 2004).

La realización de una biopsia de la pleura parietal es muy útil para el diagnóstico diferencial entre los procesos inflamatorios y los tumorales, en algunos casos (Aaron y col, 1971), se ha sugerido la combinación de biopsia pleural, biopsia del parénquima pulmonar, y biopsia de los ganglios hiliares.

En la actualidad se prefiere la realización de una biopsia pleural ciega acompañada de punción o citología.

En los casos en los que existe derrame pleural, la toma de muestra para su procesamiento para estudio citopatológico es lo más apropiado, y de gran ayuda al diagnóstico.

En aquellos casos en los que se sospeche una tuberculosis (Tbc), o cualquier proceso infeccioso, es útil realizar estudios de biología molecular para determinar mediante PCR (Reacción en Cadena de la Polimerasa) la existencia de mycobacterias.

En nuestro estudio uno de los pacientes, con antecedentes de exposición previa al asbesto durante tiempo prolongado, y placas pleurales debutó con derrame pleural y aumento de su disnea habitual, objetivándose engrosamientos difusos pleurales, y sin evidenciarse nódulos pulmonares.

La biopsia reveló la presencia de Granulomas epitelioides muy sugerentes de tuberculosis, que fue demostrada mediante técnicas de biología molecular en la biopsia y en el líquido pleural acompañante.

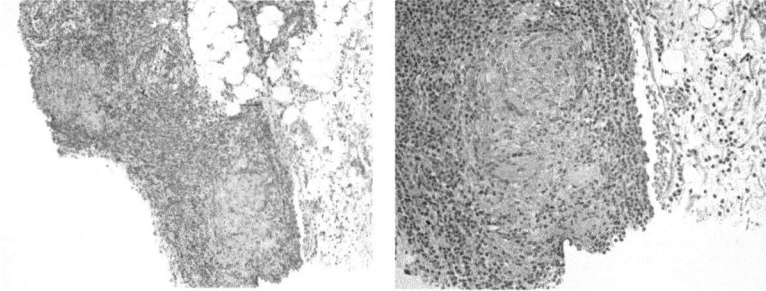

Biopsia pleural en paciente con nódulos pleurales y exposición prolongada al asbesto, biopsia con múltiples granulomas epitelioides tipo Tbc.   PCR para *Mycobacterium tuberculosis* positiva.

Al enfrentarnos a una biopsia pleural ciega no se deben de tener en cuenta, en primera instancia, los antecedentes de exposición laboral o ambiental, esto es; se debe evaluar la biopsia sin dejarse influir por los antecedentes del paciente, hemos visto, casos de mesoteliomas en pacientes no expuestos, casos de otros tumores que clínicamente se han confundido con mesoteliomas, y otras patologías no tumorales en pacientes con antecedentes de exposición. Por lo tanto se deben evaluar las biopsias de una manera sistemática y objetiva.

En primer lugar veremos si la muestra es o no apropiada para establecer el diagnóstico.

A continuación es importante saber si nos encontramos ante un proceso benigno o maligno. Para ello seguiremos las directrices de la OMS, recogidas por Rosay, y especificadas en la introducción:

–Presencia de invasión.

–Atipias celulares.

–Grupos prominentes

–Necrosis.

Teniendo en cuenta que el diagnóstico diferencial con las lesiones in situ se debe hacer con precaución en los casos en los que la invasión no es evidente.

Una vez que descartamos que no se trate de un proceso benigno (diagnósticos diferenciales establecidos en la introducción), y que sospechemos que se trata de una patología neoplásica, tenemos que plantearnos:

–Primario pleural vs. metastásico.

–Origen del primario.

Para ello nos fijaremos en la histología de la lesión, su tipo de celularidad, y el patrón arquitectural que adquiere, la mayoría de los Mesoteliomas Malignos son reconocibles en la histología, o, por lo menos, podemos decir el patrón histológico que conforma la lesión y dividirlas en las siguientes categorías:

Epitelioide: compuesta por células ovales o poligonales, que a menudo nos van a recordar a las células mesoteliales normales o reactivas

Sarcomatoide: compuesta por células fusiformes y desdiferenciadas.

Si la tumoración no posee características de una tumoración epitelioide es probable que nos encontremos ante un Mesotelioma. Si por el contrario, el predominio es de su componente Sarcomatoide, ante un Melanoma, un Linfoma, o ante otro tipo de sarcomas.

Para esto nos son de gran ayuda las queratinas.

En una tumoración epitelioide las queratinas nos darán una tinción positiva, mientras que en las mencionadas de patrón sarcomatoide, la tinción será negativa.

Para hacer el diagnóstico diferencial con las tumoraciones descritas usaremos una batería de técnicas inmunohistoquímicas que incluyen, marcadores linfoides como el CD45, o el CD20. para descartar un linfoma, Hmb45, y S100 para descartar un Melanoma, o bien Vimentina, CD34 y CD31 para descartar otros procesos como el Angiosarcoma epitelioide.

En el caso en el que las citoqueratinas nos den un patrón positivo de tinción nos tendremos que plantear otros posibles diagnósticos diferenciales.

Recordamos que una de las principales dificultades diagnósticas es la diferencia entre el Mesotelioma Epitelioide con el Adenocarcinoma con patrón de crecimiento pseudomesoteliomatoso (mesotelioma-like).

En muchos casos, la histología no es suficiente para diferenciarlos y es conveniente usar técnicas inmunohistoquímicas.

Es importante recalcar que lo más acertado para hacer un diagnóstico a favor de mesotelioma es tener dos marcadores positivos y dos negativos, por tanto, en el caso del diagnóstico diferencial con el adenocarcinoma, la inmunotinción positiva para CK7, Napsina–A, Ber–Ep4, y TTfF–1, son características del Adenocarcinoma Pulmonar (el que más frecuentemente metastatiza a pleura) y no del mesotelioma, mientras que inmunotinción positiva para D2–40, Calretinina, WT–1, y CK5–6, lo serían más a favor de Mesotelioma.

En nuestro estudio tenemos siete casos con clínica, exposición y características radiológicas concordantes con Mesotelioma, y que en la biopsia presentaban características que podrían estar en el contexto de un mesotelioma, pero cuyo estudio Inmunohistoquímico fue concluyente para afirmar un diagnóstico de Adenocarcinoma.

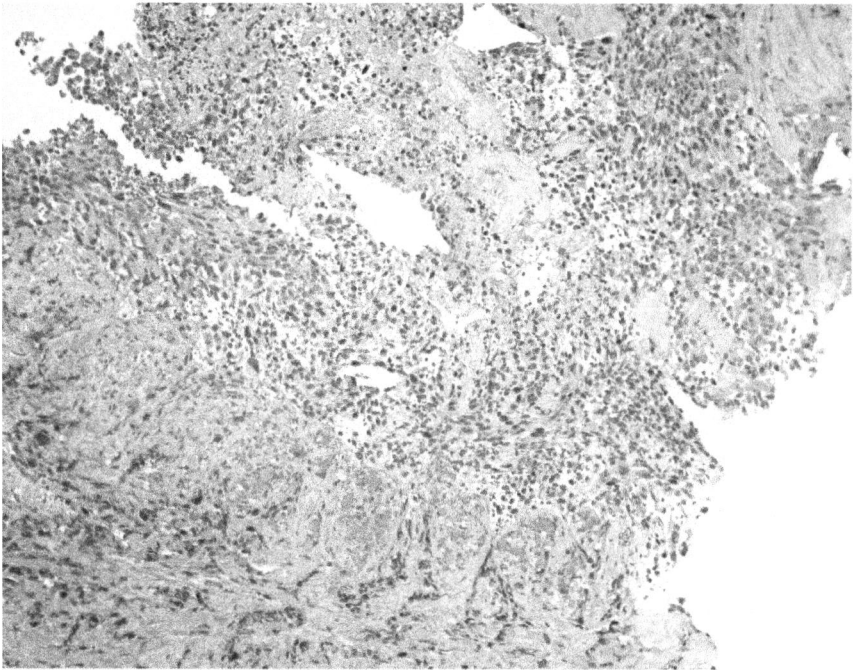

Imagen de caso descrito, paciente con derrame serohemático, placas pleurales y contacto con asbesto. Biopsia pleural compatible con una neoplasia maligna, desdiferenciada, epitelioide.

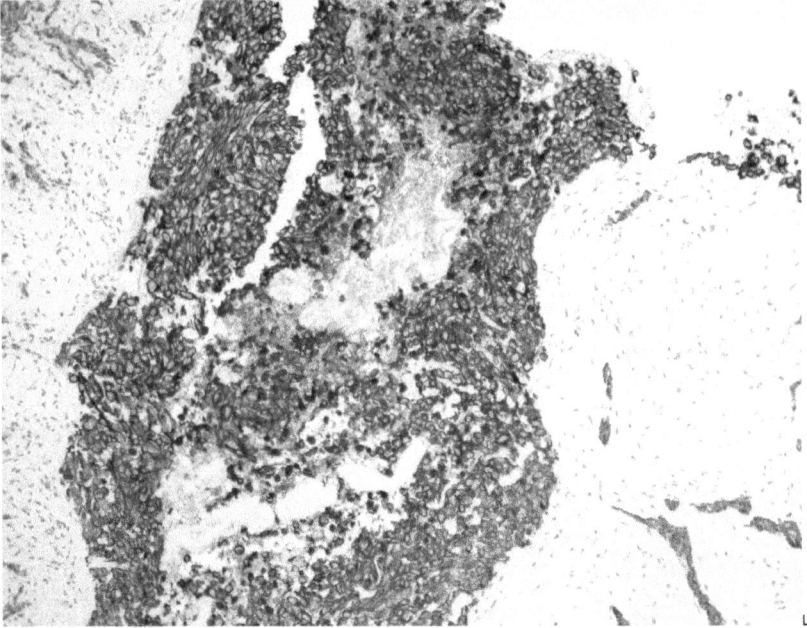

La

Realización de técnicas como la CK7, fuertemente positiva.

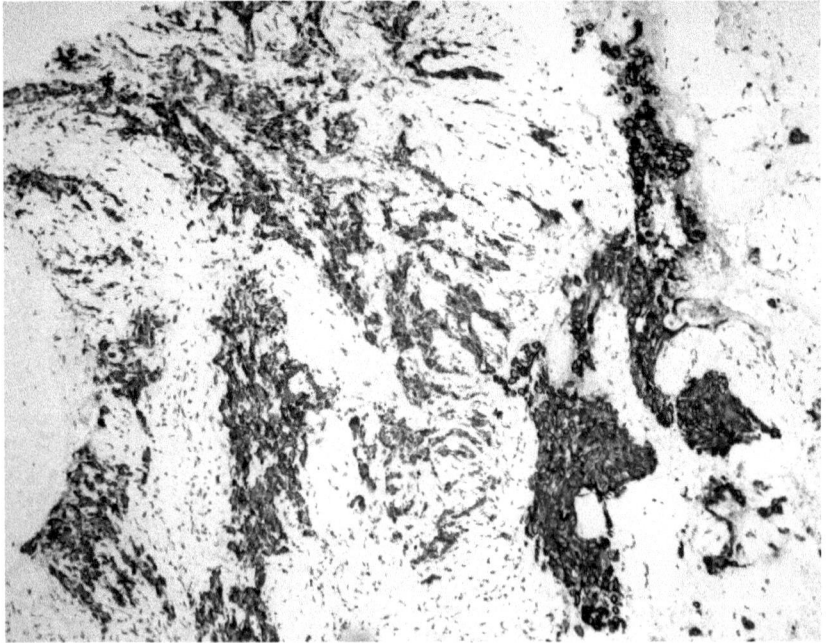

Positividad para TTF–1. Las imágenes descritas y los marcadores realizados inclinan nuestro diagnóstico hacia el de Adenocarcinoma.

La histología más frecuente en los Mesoteliomas es la epitelioide, y dentro de esta, los patrones que con más frecuencia nos encontramos son el tubulopapilar (glandular) y el adenoide (microglandular), que son los que más frecuentemente tendremos que diferenciar del Adenocarcinoma pulmonar metastásico.

El patrón de células claras en los mesoteliomas es fácilmente confundible con el Tumor de células claras renal, el tumor de células claras pulmonar, o incluso un melanoma de células claras, que pueden metastatizar a pleura. Para ello, también usaremos marcadores específicos como es el caso del CD10, AC–IX, y Vimentina para el Tumor Renal, así como los marcadores de adenocarcinoma pulmonar antes mencionados y los del melanoma.

Otro posible problema de diagnóstico diferencial del Mesotelioma Epitelioide es con otros carcinomas, como es el caso del Carcinoma escamoso pulmonar, para ello, la Ck5–6 no nos sería de ayuda en el diagnóstico diferencial, pero sí lo haría la tinción con p63, el Ber–Ep4, , y el Moc–31. Al igual que ocurre con el Adenocarcinoma, el grupo de estudio del Mesotelioma recomienda incluir en la batería diagnóstica, dos marcadores mesoteliales y dos de carcinoma.

En el caso de origen mamario o ginecológico de estos tumores, ya que, como hemos mencionado anteriormente pueden metastatizar a pleura, deberíamos ampliar la batería incluyendo marcadores del tipo Receptores de Estrógenos, Progesterona, CD10...etc.

No hemos encontrado en nuestro estudio que comprende 12 casos de metástasis pleurales, otro tipo de carcinomas que no provengan de un origen pulmonar.

Otro caso particular, aunque poco frecuente, es la distinción entre el patrón de célula pequeña mesotelial, y el carcinoma Microcítico, en este caso, las tinciones con CD56, TTF–1, o marcadores neuroendocrinos (Synaptofisina, Cromogranina, etc) inclinarían el diagnóstico hacia tumor Microcítico y no hacia mesotelioma.

En el caso del Mesotelioma Maligno Peritoneal, el diagnóstico diferencial puede complicarse aún más, ya que el peritoneo es lugar de asiento de numerosas metástasis (carcinomatosis peritoneal), al igual que de procesos infecciosos.

En la pleura los tumores que metastatizan provienen con mayor frecuencia del pulmón, mientras que en peritoneo pueden provenir de, estómago, páncreas y colon, en ambos sexos, y de ovario y mama más raramente, en mujeres.

En estos casos la batería incluiría el CDX–2 para colon, CEA, que junto con las queratinas nos podría orientar hacia gástrico o pancreático, y los receptores hormonales para los casos provenientes de mama u origen ginecológico.

El Carcinoma Seroso Papilar en las mujeres mostraría tinción positiva para Receptores Estrogénicos, Ber–Ep4, y Moc–31. (Ver Anexo 1– tabla diagnóstico diferencial).

No obstante hay que destacar que:

–Lo más importante para el diagnóstico del Mesotelioma Maligno es la Hematoxilina–Eosina.

–Es importante conocer la localización del tumor y la existencia de otras lesiones asociadas, para valorar la posibilidad de que se trate de un tumor metastásico.

–Reconocer el fenotipo de la lesión (epitelioide, sarcomatoide...etc.)

–Valorar la experiencia del laboratorio en el uso e interpretación en las técnicas de inmunohistoquímica, y valorar estas con cuidado y siempre sin olvidar el contexto clínico del paciente. (**Husain, A.N.**, 2009).

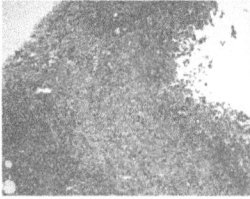

Mesotelioma Maligno Pleural epitelioide.   Positividad para Calretinina.   Positividad para Citoqueratinas

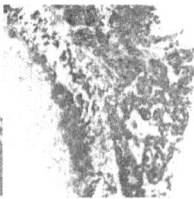

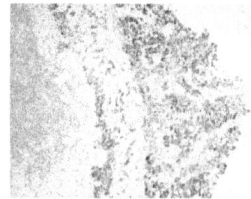

ALGORITMO DIAGNÓSTICO PROPUESTO PARA EVALUACIÓN MEDIANTE ESTUDIO PROSPECTIVO

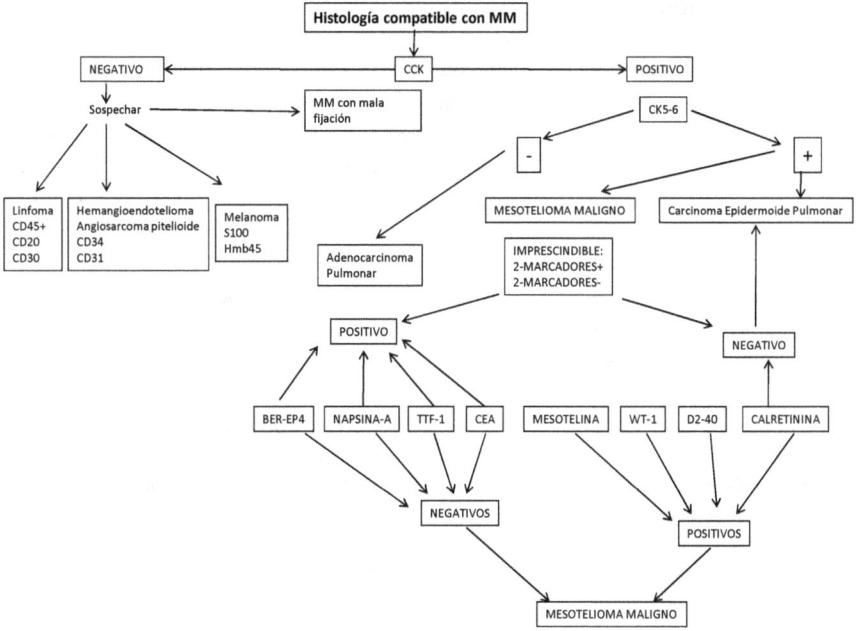

Histología compatible con MM

NEGATIVO ← CCK → POSITIVO

Sospechar → MM con mala fijación

CK5-6

−   +

Linfoma
CD45+
CD20
CD30

Hemangioendotelioma
Angiosarcoma pitelioide
CD34
CD31

Melanoma
S100
Hmb45

Adenocarcinoma Pulmonar

MESOTELIOMA MALIGNO

Carcinoma Epidermoide Pulmonar

IMPRESCINDIBLE:
2-MARCADORES+
2-MARCADORES-

POSITIVO

NEGATIVO

BER-EP4   NAPSINA-A   TTF-1   CEA   MESOTELINA   WT-1   D2-40   CALRETININA

NEGATIVOS

POSITIVOS

MESOTELIOMA MALIGNO

En el Anexo I acompañante a este trabajo se desarrolla la Tabla de diagnóstico diferencial del Mesotelioma Maligno con los procesos con los que más frecuentemente se puede confundir, descritos en este apartado, así como el porcentaje de inmunotinción que presentan las distintas neoplasias estudiadas.

EL MESOTELIOMA EN LA ACTUALIDAD:

Una vez revisados los resultados de nuestro estudio, valorada la comparación con estudios anteriores y establecido cómo hacer correctamente un diagnóstico diferencial valoraremos la problemática social, laboral y económica del mesotelioma en la actualidad, ya que además, los costes de compensación económica para los afectados por el padecimiento de una neoplasia de estas características suponen un fuerte incentivo económico.

En los últimos 10 a 15 años se han registrado importantes avances en el diagnóstico y manejo de esta enfermedad. La gran interactiva cooperación internacional de la red de investigación de los mesoteliomas está bien situada para hacer nuevos avances.

El mesotelioma maligno es un tumor maligno raro con una media superior a los 5 casos nuevos diagnosticados cada año en la Región de Murcia y tasas inferiores a 1/100000 habitantes. Los residentes en el municipio de Cartagena tienen triplicado el riesgo de padecer este tumor en relación a la media de la Región.

La incidencia de mesotelioma es, como hemos visto, más elevada en regiones en las que tradicionalmente ha habido exposición al asbesto, que generalmente ha sido de carácter laboral. De este modo, en el contexto europeo se observan las tasas más elevadas en Génova; y en España, en Asturias, País Vasco y Navarra.

La mortalidad por municipios en España por mesotelioma señala a Cartagena, El Ferrol, Cádiz, Avilés y Santander, como regiones en las que han existido durante muchos años astilleros u otro tipo de industrias con exposición directa al asbesto.

La mayoría de los casos son atribuibles a la exposición al amianto, tanto industrial como doméstico. Aunque la utilización de este material ha sido prohibida, desde el año 2000, siguen existiendo en las edificaciones y en numerosos lugares elementos entre los que se encuentra el amianto.

Pese a la prohibición del amianto, existe una normativa profusa que regula las obligaciones de seguridad que deben respetar trabajadores y empresarios. En cuanto a las empresas que realizan trabajos con riesgo de exposición al amianto, tienen la obligación de inscribirse en un registro especial y presentar un plan de trabajo detallado antes de acometer cualquier obra que implique la manipulación de este material y por supuesto al obligado cumplimiento del resto del Reglamento de Trabajos con Riesgo por Amianto:

- Se prohíben las horas extras y los sistemas de incentivos y se exige que el número de trabajadores en contacto con el amianto se reduzcan al mínimo indispensable. De igual manera, se prohíbe la subcontratación de estos trabajos de desamiantado.

- Cuando no se pueda sustituir el amianto o evitar la exposición con medidas técnicas, se facilitará protección personal a los trabajadores, básicamente mascarilla y ropa de protección completa.

- Los trabajadores expuestos deben disponer de dos taquillas para evitar el contacto de la ropa de trabajo con la ropa de calle y deben cambiarse y ducharse antes de comer y al final de la jornada. La limpieza de la ropa de trabajo correrá a cargo de la empresa. Actualmente, se recomienda el uso de ropa de trabajo desechable (tanto interior como exterior) así como el uso de unidades de descontaminación (compartimento sucio, ducha con filtros de amianto y compartimento limpio).

- Los lugares de trabajo donde exista exposición al amianto deberán estar claramente delimitados y señalizados. El piso y las paredes serán lisos para facilitar la limpieza y ésta se hará cada vez que se observe una acumulación visible de polvo y con medios que eviten la dispersión de fibras al aire.

- El amianto se transportará y almacenará en recipientes cerrados apropiados. Las pilas de sacos serán protegidas con fundas de plástico o similar y depositadas sobre superficies secas.

- Los trabajadores con riesgo de exposición al amianto se someterán a reconocimientos médicos específicos previos al trabajo, reconocimientos anuales e, incluso, reconocimientos postocupacionales.

- La empresa está obligada a proporcionar a los trabajadores y sus representantes toda la información relativa a los riesgos, medidas preventivas y de protección necesaria, así como adiestrar a los trabajadores en los métodos de trabajo seguros.

En virtud de una Directiva de la Unión Europea (UE), todos los Estados Miembros han debido prohibir la comercialización y el uso de cualquier tipo de asbesto.

En España comienza a utilizarse sin ningún control a partir de los años cuarenta, con el nivel de uso más alto en la década de los setenta tras el despegue industrial, continuando su uso en actividades muy concretas hasta el año 2002, en que se prohíbe totalmente su utilización.

La mayoría de edificios construidos en España entre 1965 y 1984 contienen amianto, bien en sus elementos de construcción o bien en sus instalaciones. Algunos expertos estiman que los ciudadanos de España viven entre tres millones de toneladas de amianto. Numerosas empresas introdujeron en España productos realizados con amianto.

Actualmente, debido al excesivo tiempo que tarda éste tipo de cáncer en manifestarse, los fallecimientos acontecen en personas que trabajaron con este material hace décadas.

Judicialmente se empiezan a reconocer ciertos derechos a los afectados y a los familiares de los fallecidos, existiendo sentencias al respecto, incluso de tribunales extranjeros

La regulación en España relacionada con el amianto se inició ya en 1940 y desde 1947 era obligatorio para las empresas realizar controles de los niveles de exposición de los trabajadores al amianto. La normativa básica es el "*Reglamento sobre trabajos con riesgo de amianto*", aprobada por una Orden Ministerial en 1984, que se complementa posteriormente con normas complementarias y algunas modificaciones.

De acuerdo con el R. D. 363/1995, relativo a notificación de sustancias nuevas y clasificación, envasado y etiquetado de sustancias peligrosas, el amianto está incluido en la lista armonizada contenida en el anexo I y clasificado como tóxico y cancerígeno de categoría 1 y tiene asignadas las frases R y S siguientes:

* R 45. – Puede causar cáncer

* R 48 / 23. – Riesgo de efectos graves para la salud en caso de exposición prolongada. Tóxico por inhalación.

En diciembre de 2001 España se adelantaba mediante la Orden Ministerial de 7 de diciembre de 2001 al plazo máximo previsto hasta el 2005 por la UE, para prohibir la comercialización y utilización de crisotilo ("amianto blanco") que era el único tipo que todavía seguía siendo utilizado en España, puesto que otras variedades como el "amianto azul" y el "amianto marrón", fueron prohibidas en España en 1984 y 1993 respectivamente.

Pese a las distintas prohibiciones y regulaciones numerosas empresas continuaron en España utilizando amianto en materiales de protección personal como guantes o delantales termo–resistentes, entre otros, que facilitaban a sus trabajadores.
(APENA–ASOCIACIÓN DE PERJUDICADOS Y AFECTADOS POR ENFERMEDADES PRODUCIDAS POR EL AMIANTO EN LA REGIÓN DE MURCIA).

La Agencia Europea para la Seguridad y la Salud en el trabajo, afirma que: *"Todos los trabajadores de la construcción, de mantenimiento y de limpieza se encuentran potencialmente en riesgo de exposición al amianto"*, y ofrece un boletín informativo donde se incluyen las medidas de prevención y consideraciones a tener en cuenta a este respecto;

Si se trabaja en oficios de la construcción, de mantenimiento o de limpieza, se puede estar en riesgo de exposición al amianto:

Algunos lugares típicos en los que éste se puede encontrar son; paredes (en forma de paneles de aislamiento en tabiques), recubrimientos y pinturas texturizados, baldosas, suelos de linóleo, calderas con aislamiento térmico, aislamiento de los armazones de acero de edificios, conductos de ventilación, techos (como cortafuegos en los huecos del techo), planchas de techo, puertas, instalaciones eléctricas, sistemas de calefacción (como aislamiento térmico en tuberías, calentadores y calderas), tejados (sobre todo en forma de productos de fibrocemento), tejas, fachadas de edificios, incluidos canalones, aleros y cubiertas, cañerías de agua corriente y aguas residuales, válvulas, rebordes y juntas, que también pueden estar recubiertos o sellados con amianto, cisternas de sanitarios, jardineras, forros de papel con amianto, etc.

Y entre los oficios de riesgo podemos considerar; fontaneros, instaladores de sistemas de calefacción, electricistas, carpinteros, instaladores de moquetas y otros tipos de suelos, instaladores de establecimientos comerciales, personal de mantenimiento, incluido el personal de contratas y conserjes, techadores, limpiadores, otros oficios que necesitan tener acceso a los huecos del tejado, a huecos bajo paneles y otras zonas «escondidas» y similares.

Por ello se recomienda a empresas y trabajadores una serie de medidas y planes de prevención frente a estos materiales.

Cuando se tengan dudas sobre un material, es preferible suponer de entrada que se trata de amianto. Si hay amianto en las instalaciones, habrá que tomar medidas para asegurarse de que nadie esté expuesto, por ejemplo: valorar los riesgos de exposición al amianto; elaborar un plan sobre cómo gestionar los materiales que contengan amianto, ponerlo en práctica y revisarlo regularmente; mantener un registro actualizado de dónde se encuentra el amianto (señalando tanto el tipo como el lugar); proporcionar toda la información pertinente a contratistas de obras, mantenimiento y limpieza antes de que empiecen a trabajar en el lugar. (FACTS– ISSN: 1681–2085)

No solo es importante tomar medidas de prevención a nivel laboral, sino evaluar los daños que pueden producirse a nivel ambiental y evaluar el tipo de afectación y su importancia en la población.

A nivel sanitario es importante llevar un seguimiento de aquellas personas que por motivos profesionales han estado expuestos de forma más o menos prologada al asbesto y sus derivados, con especial atención a aquellos que padezcan patologías respiratorias de base, que puedan agravarse por estos procesos, así como a familiares que hayan estado en contacto directo con estos pacientes durante el periodo de exposición (por ejemplo, se han descrito casos de Mesotelioma en mujeres de trabajadores de minas y astilleros al tener contacto con la ropa conteniendo fibras de asbesto)

Estos pacientes han de someterse a exámenes periódicos de salud, bien en consultas de atención Primaria, Salud Laboral, o en consultas especializadas en los hospitales.

El primer paso será la realización de una adecuada y completa historia clínica, haciendo especial hincapié en la exposición laboral o ambiental, el tipo de exposición, así como el tiempo, y el material al que se ha expuesto.

A esto le seguirán una serie de estudios analítico, entre los que se pueden incluir marcadores serológicos específicos, y pruebas de imagen, (Radiografía de tórax y/o TAC), y por último, en caso de alta sospecha, patología asociada, o empeoramiento del estado general, se podría proceder a la realización de punción o biopsia pleural ciega.

Es importante destacar que el MESOTELIOMA MALIGNO, no solo es una patología tumoral maligna, sino que en áreas como la que ocupa nuestro estudio es una patología que presenta una tendencia ascendente en los próximos años, a pesar de la no utilización de asbesto y sus derivados desde hace décadas, por lo tanto es importante evaluar correctamente a estos pacientes y las pruebas que se les realizan. Así como tener en cuenta que suponen un problema para la Salud pública, y un problema médico–legal importante.

Existen numerosas asociaciones de apoyo e información a víctimas y familiares en todas las áreas de afectación, así como gabinetes de acción jurídica, y consultas especializadas donde un gran grupo de profesionales vela por la salud de estos pacientes.

Es muy amplia la literatura médica existente que versa sobre el Mesotelioma Maligno, a pesar de ser un tipo de cáncer poco común. Podríamos aventurarnos a decir que son sus características epidemiológicas, fundamentalmente su gran tasa de mortalidad, y su asociación con factores ambientales lo que justifica este hecho.

- El mesotelioma maligno es un tumor de difícil diagnóstico y de peor tratamiento.

- La prevención primaria es la medida más efectiva en la reducción de los casos, tanto en su incidencia como en su mortalidad. Así como el control y la monitorización de los casos es indispensable para disponer de indicadores de control de la exposición.

CONCLUSIONES:

1. La incidencia del Mesotelioma Maligno en la comarca de Cartagena está aumentando en los últimos años, tal y como está ocurriendo en el resto de áreas con las mismas características socio–demográficas.

2. La aparente disminución del número de casos nuevos en el año 2009 está más relacionada con la ruptura de la tendencia al crecimiento progresivo anual de la incidencia más que a una disminución real, ya que la proporción de casos nuevos diagnosticados se encuentra dentro del rango de casos nuevos previstos.

3. La aparición de Nuevos casos de Mesotelioma Maligno y la existencia en la zona de actividades laborales en las que el uso del asbesto (amianto) fue importante, parece corroborar la relación directa entre este agente patógeno y el tumor.

4. La presencia de una serie de casos en los que no puede demostrarse una relación directa con la exposición al asbesto, impone la realización de un estudio epidemiológico exhaustivo para aclarar las características etiopatológicas de estos tumores, así como estudiar la asociación de estos tumores con otros factores no necesariamente ambientales.

5. La existencia de casos de supervivencia prolongada en relación con la malignidad características de este tumor no lleva a continuar el estudio de factores de significado pronostico en los mismos comparándolos con otros de comportamiento más agresivo en cohortes de las mismas características sociosanitarias y demográficas.

6. Se propone un algoritmo diagnóstico basado en la inmunotinción con los anticuerpos que han demostrado una mayor utilidad diagnóstica en éstos procesos, cuya confirmación se comprobará en un estudio prospectivo de los nuevos casos de los que nos tengamos que responsabilizar de su diagnóstico en nuestro servicio.

7. En los últimos 10 a 15 años se han registrado importantes avances en el diagnóstico y manejo de esta enfermedad. La cooperación internacional de la red de investigación de los mesoteliomas facilitará el desarrollo de nuevos avances.

8. Dados los datos obtenidos y la observación de que los casos de Mesotelioma han aumentado en los últimos años, 27 casos en 42 meses, frente a 63 casos en los 25 años anteriores, podemos pensar que estos valores se van incrementando y que alcanzarán la máxima incidencia, acorde con la literatura en el año 2015.

Referencias Bibliográficas:

Acurio, A., Arif, Q., Gattuso, P., et al.: Value of immunohistochemical markers in differentiating benign from malignant mesothelial lesions: United States and Canadian Academy of Pathology annual meeting [abstract 1527]. *Mod. Pathol.* 2008;21:334A.

Afify, A. M., Al–Khafaji, B. M., Paulino, A. F. y Davila, R. M.: Diagnostic use of muscle markers in the cytologic evaluation of serous fluids. *Appl. Immunohistochem. Mol. Morphol. 2002;*10: 178–182

Albin, M., Magnani, C., Krstev, S., Rapiti, E. y Shefer I.: Asbestos and cancer: An overview of current trends in Europe. *Environ. Health Perspect.* 1999;107: 289–298.

Allen, T.C.: Recognition of histopathologic patterns of diffuse malignant mesothelioma in differential diagnosis of pleural biopsies. *Arch. Pathol. Lab. Med.* 2005;129:1415–1420.

Archer, V.E. y Rom, W.N.: Trends in mortality of diffuse malignant mesothelioma of pleura. Lancet. 1983;2:112–3.

Attanoos, R.L., Griffin, A. y Gibbs, A.R.: The use of immunohistochemistry in distinguishing reactive from neoplastic mesothelium: a novel use for desmin and comparative evaluation with epithelial membrane antigen, p53, platelet–derived growth factor–receptor, P–glycoprotein and Bcl–2. *Histopathology.* 2003;43:231–238.

Ault, J.G., Cole, R.W., Jensen, C.G., Jensen, L.C., Bachert, L.A. y Rieder, C.L.: Behavior of crocidolita asbestos during mitosis in living vertebrate lung epithelial cells. *Cancer Res.* 1995; 55:792–8.

Baker, P.M., Clement, P.B. y Young, R.H.: Malignant peritoneal mesothelioma in women: a study of 75 cases with emphasis on their morphologic spectrum and differential diagnosis. *Am. J. Clin. Pathol.* 2005;123:724–737.

Balsara, B.R., Bell, D.W., Sonoda, G., et al.: Comparative genomic hybridization and loss of heterozygosity analyses identify a common region of deletion at 15q11.1–15 in human malignant mesothelioma. Cancer Res.1999;59:450–454.

Becklake, M.R., Bagatin, E. y Neder J.A.: Asbestos–related diseases of the lungs and pleura: uses, trends and management over the last century. *Int. J. Tuberc. Lung Dis. 2007;* 11: 356–369

Bellingan, G. J., Xu P., Cooksley H., Cauldwell H., Shock A., Bottoms S. Haslett C., Mutsaers S. E. y Laurent G. J.: Adhesion molecule–dependent mechanisms regulate the rate of macrophage clearance during the resolution of peritoneal inflammation. *J Exp Med. 2002;*196: 1515–1521

Berghmans, T., Paesmans, M., Lalami, Y., Louviaux, I., Luce, S., Mascaux, C. et al.: Activity of chemotherapy and inmunotherapy on melignant mesothelioma : a sistematic review of the literature and a meta–analysis. *Lung Cancer* 2002; 38: 111–121.

Bjorkqvist ,A.M., Tammilehto, L., Anttila, S., Mattson, K. y Knuutila. S.: Recurrent DNA copy number changes in 1q, 4q, 6q, 9p, 13q, 14q and 22q detected by comparative genomic hybridization in malignant mesothelioma. *Br. J. Cancer* 1997;75:523–7.

Bolen, J. W., Hammar, S. P., McNutt, M. A.: Reactive and neoplastic serosal tissue. A light–microscopic, ultrastructural, and immunocytochemical study. *Am. J. Surg. Pathol. 1986;*10: 34–47

British Occupational Higiene Society : Report from the Comité on Asbestos. A study of the health experience on two UK asbestos factories. *Ann. Occup Hyg.* 1983; 27:1.

Cagle, P.T., ed.: *The Color Atlas and Text of Pulmonary Pathology.* NewYork, NY: Lippincott Williams & Wilkins; 2005.

Cagle, P.T.: Pleural histology. In: Light RW, Lee YCG, eds. *Pleural Disease: An International Textbook.* London, England: Arnold Publishers; 2003:249–255.

Churg , A., Cagle, P.T. y Roggli V.L.: *Tumors of the Serosal Membranes.* Washington, DC: American Registry of Pathology; 2006. *Atlas of Tumor Pathology*; 4th series, fascicle 3.

Churg, A., Colby T.V., Cagle P., et al.: The separation of benign and malignant mesothelial proliferations. *Am J Surg Pathol.* 2000; 24:1183–1200.

Churg, A., Roggli, V.L., Galateau–Salle, F., et al.: Tumours of the pleura: mesothelial tumours. In: Travis WD, Brambilla E, Harris CC, Muller–Hermelink HK, eds. *Pathology and Genetics of Tumours of the Lung, Pleura, Thymus and Heart.* Lyon, France: IARC Press; 2004. *World Health Organization Classification of Tumours.*

Cicala, C., Pompetti, F. y Carbone, M.: SV40 induces mesotheliomas in hamsters. *Am. J. Pathol.* 1993; 142:1524–33.

Cook, D.S., Attanoos, R.L., Jalloh, S.S. y Gibbs, A.R.: 'Mucin–positive' epithelial mesothelioma of the peritoneum: an unusual diagnostic pitfall. *Histopathology.* 2000;37:33–36.

Czernobilsky, B., Moll, R., Levy, R. y Franke W. W.: Co–expression of cytokeratin and vimentin filaments in mesothelial, granulosa and rete ovarii cells of the human ovary. *Eur J Cell Biol.* 1985; 37: 175–190

Darby, I. A. y Hewitson, T. D.: Fibroblast differentiation in wound healing and fibrosis. *Int. Rev. Cytol.* 2007;257: 143–179

Davila, R. M. y Crouch, E. C.: Role of mesothelial and submesothelial stromal cells in matrix remodeling following pleural injury. *Am. J. Pathol.* 1993; 142: 547–555

Davis, M.R., Manning, L.S., Whitaker, D., Garlepp, M.J. y Robinson, B.W.: Establishment of a murine model of malignant mesothelioma. *Int. J. Cancer* 1992;52:881–6.

Dessy, E., Falleni, M., Braidotti, P., et al.: Unusual clear cell variant of epithelioid mesothelioma. *Arch. Pathol. Lab. Med.* 2001;125:1588–1590.

Foá, V. y Basilico, S.: Chemical and physical characteristic and toxicology of man–made mineral fibers. *Med Lav.* 1999;90: 10–52.

Fernández Infante, B. y Michel, F. J.: Mesotelioma pleural maligno. *Anales Sis. San. Navarra.* 2005; vol. 28 supl. 1:29–35

Galateau–Salle, F., Brambilla, E,. Cagle, P.T., et al. :Classification and histologic features of epithelioid mesotheliomas. In: Galateau–Salle F, ed. *Pathology of Malignant Mesothelioma*. London, England: Springer–Verlag; 2006.

Gordon, G.J., Jensen, R.V., Hsiao, L.L., et al. Translation of microarray data into clinically relevant cancer diagnostic tests using gene expression ratios in lung cancer and mesothelioma. *Cancer Res.* 2002; 62:4963–7.

Hanahan, D. y Weinberg, R.A.: The hallmarks of cancer. *Cell* 2000; 100:57–70.

Hassan, R., Bera, T., Pastan, I.: Mesothelin: a new target for immunotherapy. *Clin. Cancer Res.* 2004; 10:3937–42.

Hay, E.: An overview of epithelio–mesenchymal transformation. *Acta Anat. (Basel)*. 1995;154: 8–20

Henderson, D.W., Attwood, H.D., Constance, T.J., Shilkin, K.B. y Steele, R.H.: Lymphohistiocytoid mesothelioma: a rare lymphomatoid variant of predominantly sarcomatoide mesothelioma. *Ultrastruct. Pathol.* 1988; 12:367–384.

Herrick, S. E. y Mutsaers, S. E.: Mesothelial progenitor cells and their potential in tissue engineering. *Int J Biochem. Cell Biol.* 2004;36: 621–642

Husain, A.N., Colby, T. V., Ordóñez, N. G., Krausz, T., Borczuk, A., Cagle, P. T., Chirieac, L. R. , Churg, A. , Galateau–Salle, F., Gibbs, A. R. , Gown, A. M., Hammar, S. P. , Litzky, L. A., Roggli, V. L., Travis, W.D. y Wick, M. R. : Guidelines for Pathologic Diagnosis of Malignant Mesothelioma A Consensus Statement from the International Mesothelioma Interest Group . *Arch. Pathol. Lab. Med. 2009;* 133, 1317–1331.

Ishihara, T., Ferrans, V. J., Jones, M., Boyce, S. W., Kawanami, O. y Roberts W. C. : Histologic and ultrastructural features of normal human parietal pericardium. *Am. J. Cardiol.* 1980;46: 744–753

Jaurand, M.C. y Fleury–Feith, J.: Pathogenesis of malignant pleural mesothelioma. *Respirology.* 2005; 10: 2–8.

Jayne, D. G., Perry, S. L., Morrison, E., Farmery,S. M y Guillou P. J.: Activated mes.helial cells produce heparin–binding growth factors: implications for tumour metastases. *Br. J. Cancer.* 2000; 82: 1233–1238

Kamp, D.W., Israbian, V.A., Preusen, S.E., Zhang, C.X. y Weitzman, S.A.: Asbestos causes DNA strand breaks in cultured pulmonary epithelial cells: role of iron–catalyzed free radicals. *Am. J. Physiol.* 1995; 268:471–80.

Kannerstein, M. y Churg, J.: Peritoneal mesothelioma. *Hum. Pathol.* 1977; 8: 83–94.

Kato, Y., Tsuta, K., Seki, K., et al.: Immunohistochemical detection of GLUT–1 can discriminate between reactive mesothelium and malignant mesothelioma. *Mod Pathol.* 2007; 20: 215–220.

Khalidi, H.S., Medeiros, LJ. y Battifora, H. : Lymphohistiocytoid mesothelioma: an often misdiagnosed variant of sarcomatoid malignant mesothelioma. *Am. J. Clin. Pathol.* 2000; 113: 649–654.

Kindler, H.L.: Moving beyond chemotherapy: novel cytostatic agents for malignant mesothelioma. *Lung Cancer* 2004; 45: Suppl 1:S125–S127.

King, J., Thatcher, N., Pickering, C. y Hasleton, P.: Sensitivity and specificity of immunohistochemical antibodies used to distinguish between benign and malignant pleural disease: a systematic review of published reports. *Histopathology.* 2006; 49:561–568.

Kiyozuka, Y., Miyazaki, H. y Yoshizawa, K., et al.: An autopsy case of malignant mesothelioma with osseous and cartilaginous differentiation: bone morphogenetic protein–2 in mesothelial cells and its tumor. *Dig. Dis. Sci.* 1999; 44: 1626–1631.

Krissman M, Muller K, Jaworska M, Johnen G. Pathological anatomy and molecular pathology. *Lung Cancer.* 2004; 45S:S29–S33.

Lauwerys R. : Polvos. En *Toxicología Industrial e Intoxicaciones Profesionales.* 3ª Edición. Edit. Masson. Barcelona, 1994; Capítulo 18: 411–421.

Liang, Y. y Sasaki, K.: Expression of adhesion molecules relevant to leukocyte migration on the microvilli of liver peritoneal mesothelial cells. *Anat. Rec.* 2000; 258: 39–46

Mackay, A. M., Tracy, R. P. y Craighead J. E. : Cytokeratin expression in rat mesothelial cells in vitro is controlled by the extracellular matrix. *J. Cell .Sci.* 1990; 95: 97–107

Mangano, W.E., Cagle, P.T., Churg, A., Vollmer, R.T. y Roggli, V.L.: The diagnosis of desmoplastic malignant mesothelioma and its distinction from fibrous pleurisy: a histologic and immunohistochemical analysis of 31 cases including p53 immunostaining. *Am. J. Clin. Pathol.* 1998; 110:191–199.

Marchevsky, A. M.:   Application of Immunohistochemistry to the Diagnosis of Malignant Mesothelioma. *Arch. Pathol. Lab. Med. 2008;* 132:397–401.

Marinaccio, A., Branchi, C., Massari, S. y Scarselli, A.: National epidemiologic surveillance systems of asbestos–related disease and the exponed workeds register. *Med. Lav.* 2006; 97: 482–487

Marshall, B. C., Santana, A., Xu, Q. P., Petersen, M. J., Campbell, E. J., Hoida, J. R. y Welgus H. G.: Metalloproteinases and tissue inhibitor of metalloproteinases in mesothelial cells. Cellular differentiation influences expression. *J. Clin. Invest.* 1993; 91: 1792–1799

Minot, C. S.: Origin of the mesoderm. *Science.* 1883;2: 815–818

Miserocchi, G., Sancini, G., Mantegazza, F. y Chiappino, G. : Translocation patways for inhaled asbestos fibers. *Env. Health.* 2008; 7: 1–8

Mukherjee, S., Haenel, T., Himbeck, R., et al. Replication–restricted vaccinia as a cytokine gene therapy vector in cancer: persistent transgene expression despite antibody generation. *Cancer Gene Ther.* 2000; 7:663–70.

Murayama, T.: Epidemic of asbestos related diseases. In: Proceedings of the Global Asbestos Congress, Tokyo, November 19– 21, 2004:17.

Mutsaers, S. E.: Mesothelial cells: their structure, function and role in serosal repair. *Respirology.* 2002; 7: 171–191

Mutsaers, S. E., Bishop, J. E., McGrouther, G. y Laurent G. J.: Mechanisms of tissue repair: from wound healing to fibrosis. *Int. J. Biochem. Cell Biol.* 1997; 29: 5–17

Mutsaers, S. E., McAnulty, R. J., Laurent, G. J., Versnel, M. A., Whitaker, D. y Papadimitriou J. M.: Cytokine regulation of mesothelial cell proliferation in vitro and in vivo. *Eur. J. Cell Biol.* 1997; 72: 24–29

Mutsaers S. E., Whitaker D., Papadimitriou J. M. : Mesothelial regeneration is not dependent on subserosal cells. *J. Pathol.* 2000; 190: 86–92

Nowak, A.K, Robinson, B.W.S. y Lake, R.A.: Synergy between chemotherapy and immunotherapy in the treatment of established murine solid tumors. *Cancer Res.* 2003; 63:4490–6.

Ordonez, N.G. y Mackay, B.: Glycogen–rich mesothelioma. *Ultrastruct. Pathol.* 1999; 23: 401–406.

Ordonez, N.G, Myhre, M. y Mackay, B.: Clear cell mesothelioma. *Ultrastruct.Pathol.* 1996; 20:331–336.

Ordonez, N.G.: Immunohistochemical diagnosis of epithelioid mesothelioma: an update. *Arch. Pathol. Lab. Med.* 2005;129:1407–1414.

Ordonez, N.G.: Mesothelioma with rhabdoid features: an ultrastructural and immunohistochemical study of 10 cases. *Mod. Pathol.* 2006; 19: 373–383.

Parra, H.S., Tixi, L., Latteri, F., Brelti, S., Alloisio, M., Gravina, A. et al. Combined regimen of cisplatin, doxorubicin and a–2b interferon in the treatment of advanced malignant pleural mesothelioma: a phase II multicenter trial of the Italian Group on Rare Tumors (GITR) and the Italian Lung Cancer Task Force (FONICAP). *Cancer* 2001; 92: 650–656.

Pelin, K., Hirvonen, A. y Linnainmaa, K.: Expression of cell adhesion molecules and connexins in gap junctional intercellular communication deficient human mesothelioma tumour cell lines and communication competent primary mesothelial cells. *Carcinogenesis.* 1994; 15: 2673–2675

Pereira, T.C, Saad, R.S., Liu, Y. y Silverman, J.F.: The diagnosis of malignancy in effusion cytology: a pattern recognition approach. *Adv. Anat. Pathol.* 2006; 13: 174– 184.

Peto, J., Decarli, A., La Vecchia, C., Levi, F. y Negri, E.: The European mesothelioma epidemic. Br. J. Cancer 1999; 79: 666–72.

Roggli, V.L.y Vollmer R.T.: Twenty–five years of fiber analysis: what have we learned. *Hum. Pathol.* 2008; 39: 307–315.

Roggli, V.L. y Cagle, P.T. Pleura, pericardium and peritoneum. In: Silverberg SG, DeLellis RA, Frable WJ, LiVolsi VA,Wick MR, eds. *Silverberg's Principles and Practice of Surgical Pathology.* 4th ed. New York, NY: Churchill–Livingstone/Elsevier; 2006:1005–1039.

Rosai, J.: En: Rosai and Ackerman´s Surgical Pathology, 9th edition. 2004; Vol 1, 360–367.

Schipper, H., Papp, T., Johnen, G., et al. Mutational analysis of the nf2 tumour suppressor gene in three subtypes of primary human malignant mesotheliomas. Int. J. Oncol. 2003; 22:1009–17.

Schouwink, H., Rutgers, E.T., van der Sijp , J., et al. Intraoperative photodynamic therapy after pleuropneumonectomy in patients with malignant pleural mesothelioma: dose finding and toxicity results. *Chest* 2001;1 20: 1167–74.

Sebbag , G., Yan, H., Shmookler, B.M., Chang, D. y Sugarbaker, P.H. Results of treatment of 33 patients with peritoneal mesothelioma. *Br. J. Surg.* 2000; 87:1587–1593.

Simsir, A., Fetsch, P., Mehta, D., Zakowski, M. y Abati A.: E–cadherin, N–cadherin, and calretinin in pleural effusions: the good, the bad, the worthless. *Diagn. Cytopathol.* 1999; 20: 125–130

Sinninghe–Damsté, H.E., Siesling, S. y Burdorf A.: Enviromental exposure to asbestos in the area around Goor has been established as the cause of pleural mesothelioma in women. *Ned. Tijdschr. Geneeskd.* 2007; 151: 2453–2459.

Sterman, D.H., Kaiser, L.R. y Albelda, S.M.: Gene therapy for malignant pleural mesothelioma. *Hematol. Oncol. Clin. North. Am.* 1998; 12: 553–68.

Suen, H.C., Sudholt, B., Anderson, W.M., Lakho, M.H. y Daily, B.B.: Malignant mesothelioma with osseous differentiation. *Ann. Thorac. Surg.* 2002;73:665.

Sugarbaker, P.H., Welch, L.S., Mohamed, F. y Glehen, O.: A review of peritoneal mesothelioma at the Washington Cancer Institute. *Surg. Oncol. Clin. North. Am.* 2003; 12:605–621,xi.

Takahashi, K. : Emerging health effects of asbestos in Asia. En: Proceedings of the Global Asbestos Congress, Tokyo, November 19–21, 2004:2.

van Kaick, G., Dalheimer, A., Hornik, S., et al. The German Thorotrast Study: recent results and assessment of risks. *Radiat. Res.*1999; 152: Suppl:S64–S71.

Volgelzang, N.J., Rusthoven, J.J., Symanowski, J., Denham, C., Kaukel, E., Ruffie, P. et al. Phase III study of pemetrexed in combination with cisplatino versus cisplatino alone in patients with malignant pleural mesothelioma. *J. Clin. Oncol.* 2003; 21: 2636–2644.

Wang, N. S.: Anatomy of the pleura. *Clin. Chest. Med.* 1998; 19: 229–240

Warn, R., Harvey, P., Warn ,A., Foley–Comer, A., Heldin, P., Versnel, M. Arakaki, N., Daikuhara, Y., Laurent, G. J., Herrick, S. E y Mutsaers S. E.: HGF/SF induces mesothelial cell migration and proliferation by autocrine and paracrine pathways. *Exp. Cell. Res.* 2001; 267: 258–266

Whitaker, D., Manning, L. S., Robinson, B. W. S., y Shilkin K. B. (): The pathobiology of the mesothelium. En: Henderson D. W., Shilkin K. B., Langlois S. L. P., Whitaker D. (editors) Malignant mesothelioma. *New York. Hemisphere Publishing Corp.* 1992; p. 25–68

Whitaker, D. y Papadimitriou J.: Mesothelial healing: morphological and kinetic investigations. *J. Pathol.* 1985; 145: 159–175

Whitaker ,D., Papadimitriou, J. M. y Walters, M. N.: The mesothelium and its reactions: a review. *Crit. Rev. Toxicol.* 1982; 10: 81–144

Wiggins, R., Goyal, M., Merritt, S. y Killen, P. D.: Vascular adventitial cell expression of collagen I messenger ribonucleic acid in anti–glomerular basement membrane antibody induced crescentic nephritis in the rabbit. A cellular source for interstitial collagen synthesis in inflammatory renal disease. *Lab. Invest.* 1993; 68: 557–565

Yanez–Mo ,M., Lara–Pezzi, E., Selgas, R., Ramirez–Huesca, M., Dominguez–Jimenez, C., Jimenez–Heffernan, J. A., Aguilera, A., Sánchez–Tomero, J. A., Bajo, M. A., Alvarez, V., Castro, M. A., del Peso, G., Cirujeda, A., Gamallo, C., Sánchez– Madrid, F. y López–Cabrera M. (): Peritoneal dialysis and epithelial–to mesenchymal transition of mesothelial cells. *N. Engl. J. Med*. 2003; 348: 403–413.

Yang, A. H., Chen, J. Y. y Lin, J. K. () Myofibroblastic conversion of mesothelial cells. *Kidney Int*. 2003; 63: 1530–1539

Yousem , S.A. y Hochholzer, L.: Malignant mesotheliomas with osseous and cartilaginous differentiation. *Arch. Pathol. Lab. Med*. 1987; 111: 62–66.

Zanella, C.L., Posada, J., Tritton, T.R. y Mossman, B.T. :Asbestos causes stimulation of the extracellular signal–regulated kinase 1 mitogen– activated protein kinase cascade after phosphorylation of the epidermal growth factor receptor. *Cancer Res*. 1996;56:5334–8.

119

Tumor/Marcador	Calretinina	WT-1	D2-40	CK5-6	CEA	BER-EP4	TTF-1	p63	Mesotelina	CD15	AC-IX	RCCMa	REstr	RProgest	Moc-31
MM	+ (fuerte y difuso, citoplásmico y nuclear)	+ (43-93%, Nuclear)	+ (86-100%; Membrana)	+ (75-100%)	+ (< 5%, Focal)	+ (20%, Focal)	-	+ (7%, Focal)	+ (100%)	+ (rara, Foca)	-	+ (8%, Focal)			+ (2-10%, Focal)
Adc Pulmonar	+ (5-10%)	-	+ (7%, Focal)	+ (focal 2-19%)	+ (50-90%)	+ (95-100%)	+ (70-85%, Nuclear)								+ (95-100%)
CEP	+ (40%, Focal)	-	+ (50%)	+ (100%)		+ (87-100%)		+ (100%)							+ (97-100%)
RCC	+ (4-10%, Focal)	+ (4%, Focal)		-		+ (42%)			-	+ (63%)	+	+ (50-70%)			+ (4%)
MMP	+ (85-100%)	+ (43-93%)	+ (93-96%)	+ (53-100%)	-	+ (9-13%)							+ (0-8%)	-	+ (5%)
CSP	+ (0-38%)	+ (89-93%)	+ (13-65%)	+ (22-35%)	+ (20%)	+ (83-100%)							+ (60-93%)		+ (98%)
Adc (no gine)	+ (10%, Ad.Pancreas)	+ (3%, Ad.Gástrico) -(Ad.Pancreático)	-	+ (38%, Ad.P)		+ (98%, G y P)									+ (87%)

Tumores: MM= Mesotelioma Maligno (Pleural); Adc Pulmonar= Adenocarcinoma de Pulmón; CEP= Carcinoma Epidermoide Pulmón; RCC=Carcinoma Renal Convencional (células claras); MMP=Mesotelioma Maligno Peritoneal; CSP= Carcinoma Seroso Papilar; Adc= Adenocarcinoma de origen no ginecológico (Páncreas, Estómago, Colon).

Marcadores: REstr= Receptor de Estrógenos; RProgest= Receptor de Progesterona; AC-IX= Anhidrasa Carbónica IX; RCCMa= Marcador del Carcinoma Renal.

www.ingramcontent.com/pod-product-compliance
Lightning Source LLC
Chambersburg PA
CBHW060617210326
41520CB00010B/1374